臨床工学ライブラリーシリーズ **7**

医療系スタッフのための
情報システム入門
コンピュータで何ができるか

改訂
第2版

嶋津秀昭 監修

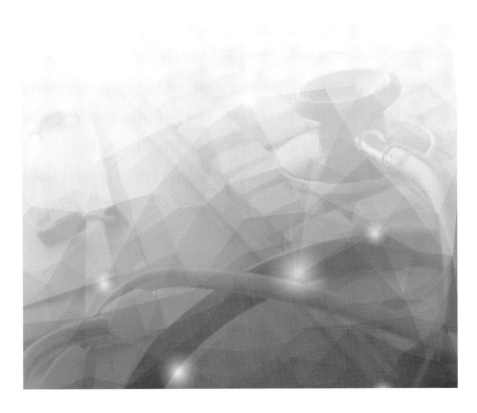

秀潤社

改訂第2版の序文

　本書は，医療系スタッフ向けの情報システムの入門書，あるいは参考書として「コンピュータで何ができるか」の観点からまとめたものであり，医療系の各分野への就職を希望して勉強中の学生のほか，すでにこれらの分野で働いている医療従事者，医療に関連した企業人なども対象にしている．

　コンピュータは現代社会の必需品として，一般家庭でも情報の検索，写真や動画の整理，電子メールなど，さまざまな用途で利用されている．現代社会において，その役割は大きく拡大しており，情報通信環境の進歩とともに，その教育も小学校からスタートされる時代に入っている．

　どのような分野の学問領域でも入門書は存在する．しかし，入門書であればあるほど，対象となる読者をできるだけ特定した記述への配慮が必要となるはずである．コンピュータに関していえば，技術の初期段階では動作原理を理解することが必須の入り口となっていた．その後，いわゆる「マイコン」として自作できるようになると，簡単なソフトウエアの作成法やハードウエアの組み立て法などがこれに加わるようになってきた．さらに，最近になって，より高性能で使いやすいコンピュータが比較的安価で提供されるようになり，標準的なアプリケーションソフトの使い方なども必須事項になった．一方で，コンピュータの利用場面が拡大するにつれ，コンピュータや情報システムへの関わり方もユーザごとの多様性をもつようになってきている．このような変化の潮流は，通信環境や提供されるシステムの機能，ソフトウエアの進歩によって著しく加速している．この結果，基礎事項を順序立てて提示する形の教科書は，常に時代遅れとなる宿命を背負ってしまうことになったともいえよう．

　このように技術進歩の著しい情報システム環境を考えると，入門書のもつ意味も自ずと変化することになる．筆者らは，本書で「コンピュータが何を目指して開発され，どこへ向かって進化を続けるのか」という点を見出せるような内容を目標とした．もちろん，教科書的かつ基本的な技術の説明は欠かせないが，それと同時に，コンピュータやそれを取り巻く環境がどのように変化してきたのかを感じ取ってほしい．過去から現在に至る技術進歩の底流は，現在から未来への方向性を示す指針として意味をもつと考えるからである．

　改訂にあたっても，現時点で記載された技術内容の多くは，すぐに過去のものとなっているはずであることを認識している．それでもなお，本書に多くの

利用価値を残すことができるようにと，普遍的な意義をもつと思われる内容に重点を置いて執筆内容を検討した．

　本書は記述内容を必ずしも医療におけるコンピュータ利用だけに置いているわけではなく，コンピュータの基本的な技術内容に関し，ユーザとして理解しておいたほうがよいと思われる普遍的な内容を基本項目としてあげている．インターネットやLANなどが，誰もが利用できる環境インフラストラクチャへと変化してきたなかで，多くの医療情報システムは，閉鎖された情報システム環境に隔離され利用されているとはいえないだろう．新しい技術を理解して有効に活用することと同時に，システムの利用にあたっては医療職ならではの格段の注意も必要になる．システムの安全性や情報の安全に対する配慮なしに，利便性のみを追い求めることは望ましいことではない．医療従事者は単なるユーザとして情報システムに加わるだけでなく，その背景をしっかりと理解したうえで，安全で確実なシステム運用を行うことが大切である．その意味でも，改訂された本書が今後も医療に関わるすべての関係者の助けに少しでもなればと願っている．

　2020年8月

嶋津　秀昭

第1版の序文

　本書は，医療系スタッフ向けの情報システムの入門書，あるいは参考書として「コンピュータで何ができるか」の観点からまとめたものである．本書に先立って，1994年に秀潤社（現・学研メディカル秀潤社）から臨床工学ライブラリーシリーズ④「新版 メディカルスタッフのためのコンピュータ入門」（菊地 眞，小林 昭：著）が発行されていたが，コンピュータ技術や利用環境の大幅な変化を背景に内容の大幅な変更が必要となり，本書の執筆につながった．同じ「臨床工学ライブラリーシリーズ」の1冊に新たに加わることになった本書は，医療系の各分野への就職を希望して勉強中の学生のほか，既にこれらの分野で働いている医療従事者，医療に関連した企業人などを対象にしている．

　コンピュータは現代社会の必需品として，一般家庭でも情報の検索，写真や動画の整理，電子メールなど，さまざまな用途で利用されている．かつてはコンピュータに関する教育は技術者の育成を念頭に行われていたが，コンピュータの進歩とともに，その教育も小学生からのスタートへとすっかり様子が変わっている．同時にコンピュータに関係する入門書の数も膨大で，ハードウエアからプログラム言語に至るまで，非常に広い範囲を含むようになった．

　どのような分野の学問領域でも入門書は存在する．しかし，入門であればあるほど，対象となる読者をできるだけ特定した記述への配慮が必要となるはずである．コンピュータに関していえば，技術の初期段階では動作原理を理解することが必須の入り口となっていた．その後，いわゆる「マイコン」として自作できるようになると，簡単なソフトウエアの作成法やハードウエアの組み立てなどがこれに加わるようになってきた．更に，最近になって，より使いやすいコンピュータが比較的安価で提供されるようになり，標準的なアプリケーションソフトの使い方なども必須事項になった．一方で，コンピュータの利用場面が拡大するにつれ，コンピュータや情報システムへのかかわり方もユーザごとの多様性をもつようになってきている．このような流れは，提供されるシステムの機能やソフトウエアの進歩によって著しく加速している．この結果，基礎事項を順序付けて提示する形の教科書は常に時代遅れとなる宿命を背負ってしまうことになったともいえよう．

　このように技術進歩の激しい情報システム環境を考えると，入門書のもつ意味も自ずと変化することになる．筆者らは，本書では現時点での切り口（断面）を解説するのではなく，「コンピュータが何を目指して開発され，どこへ向かって進化を続けるのか」という点を見い出せるような内容を目標とした．もちろん，教科書的な基

本的な技術の説明は欠かせないが，それと同時に，コンピュータやそれを取り巻く環境がどのように変化してきたのかを感じ取って欲しい．過去から現在に至る技術進歩の底流は，現在から未来への方向性を示す指針として意味をもつと考えるからである．何年かして本書を手に取れば，そこに記載された技術内容の多くは必ず陳腐なものとなっているはずである．それでもなお，本書に多くの利用価値を残すことができることを考えながら執筆内容を検討した．

　本書では，その記述内容を必ずしも医療におけるコンピュータ利用だけに置いているわけではない．コンピュータの基本的な技術内容でユーザとして理解しておいたほうがよいと思われる，普遍的な内容を項目として挙げた．インターネットやLANなどはもはや特定の領域のためにあるのではなく，誰もが利用できる環境インフラストラクチャへと変化している．その中で利用される多くの医療情報システムは，閉鎖された情報システム環境に隔離されているとはいえない．むしろ利便性を考えるならば，外部のネットワーク環境との連携も必要となっている．ネットワーク社会は，医療の場でも具体的な方法や装置，規格や法規などを伴ってしっかりと根付き始めている．新しい技術を理解し，有効に活用することはもちろん大切である．しかし，コンピュータシステムの利用に当たっては，医療職種ならではの格段の注意も必要になる．使い方だけでなく，システムの安全性や情報の安全に対する配慮なしに利便性のみを追い求めることは望ましいことではない．医療従事者は単なるユーザとして情報システムに加わるだけでなく，システムの背景をしっかりと理解したうえで，安全で確実な運用を行うことが大切である．その意味でも，本書が医療にかかわるすべての関係者の助けに少しでもなればと願っている．

　最後に，本書の刊行に当たって編集を担当された株式会社学研メディカル秀潤社，中村友子さんを始め，関係した皆様に深く感謝申し上げる．

2009年10月

嶋津 秀昭

CONTENTS

第3章 コンピュータと情報

渡辺 篤志

第4章 通信とネットワーク

田中 薫

第 5 章 医療とコンピュータ

嶋津 秀昭

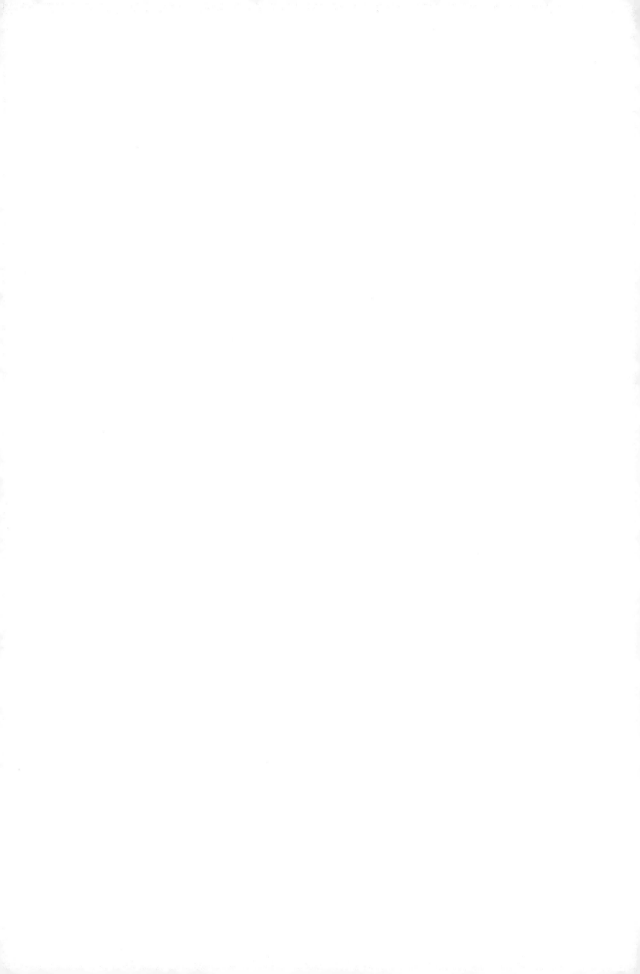

コンピュータとは何か

第1章 コンピュータとは何か

現代社会に欠くことのできないコンピュータの意義を考えるためには，どのような社会的な要請によって進歩してきたのかを振り返ってみるとよいだろう．本章ではコンピュータ社会が実現する過程でなされた発明や開発の歴史を簡単になぞりながら，コンピュータに要求されてきたさまざまな役割について考える．同時にさまざまな利用場面を示して，技術的側面と社会インフラとしてのネットワークなどに触れながら，医療分野における役割を述べる．

1. コンピュータとは何か

コンピュータという言葉は，現在では誰もが共通のイメージをもって理解している．業務として使うだけでなく，一般家庭でも卓上にあるコンピュータを使って，情報の検索や書類の作成，写真や動画の整理を行うことができる．また，手紙やはがきの代わりになる電子メールの利用などさまざまなことに利用され，現代生活の必需品として不可欠な装置となってきている．電子計算機という日本語名称を付けられたコンピュータだが，もはや単なる計算機とは呼ぶにはその機能との乖離が大きすぎるようにも思える．

医療の分野では，診断・治療だけでなく，病院の管理や患者情報の管理などコンピュータ抜きには業務が成立しなくなっている．また，個別の医療機器もその内部はコンピュータによって制御され，データの収集から表示，データ管理に至るまで，コンピュータを使用しない医療機器はほとんどないといっても過言ではない（図1）．

このような傾向はますます進んでいる．コンピュータの構成要素である中央演算処理装置（CPU：central processing unit）や記憶装置（メモリ）の飛躍的な技術進歩に伴って，コンピュータでできることが次第に拡大し，そのためのプログラムも次々に開発されている．更に，コンピュータとつながるさまざまな周辺装置もより速く，より簡便に使用できるようになり，何よりも安価に提供されるようになったので，コンピュータさえあれば何でもできるというような錯覚をするほど便利な装置となってきた．

単にコンピュータといえば，普通はパソコンのような装置が頭に浮かぶだろう．

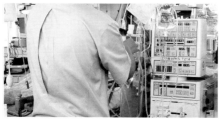

図1　高度な医療機器に支えられる医療の現場
ほとんどすべての医療機器でコンピュータが使用されている．

しかし，コンピュータはもはや目に見える形だけでなく，ありとあらゆる電化製品の機能部品として装置の中に取り込まれている．これは電子回路技術の飛躍的な進歩によって，CPUと呼ばれる中央演算処理装置が$1cm^2$にも満たない小さな部品に収まり，同時に演算速度の高速化やメモリ容量の増大などによって，非常に使いやすくなってきたことによる．しかし最大の利点は，このような高機能部品が安価に入手できるようになった点にある．

複雑な計測や処理，表示，通信などを従来の電子回路で行おうとすると，回路は複雑になり部品点数が増え，結果として大がかりな装置になってしまう．そこでCPUを使用すると，これらの動作はCPUへの入力と各要素への出力という単純な情報の流れとして整理され，その結果，従来，1つひとつの機能目的のために行われていた電子回路の設計作業は，これに対応するプログラムの設計へと変更されている．このように，設計変更や機能の拡張などにも柔軟に対応できるという利点がある．コンピュータの働きがある程度分かったら，身の回りを観察してCPUの活躍していそうな装置を探してみるとよいだろう．

このように，「何でもできる装置」にも思えるコンピュータではあるが，その進歩とは裏腹に，具体的にコンピュータの内部やその周辺装置，ネットワークの仕組みがどのようになっているのかを理解することは極めて難しくなりつつある．

技術は常に強烈な目的意識に支えられて進歩が続けられる．したがって，コンピュータの役割を考えるためには，それがどのような社会的な要請によって発明され進歩してきたのかを振り返ってみるとよいだろう．特に，医療におけるコンピュータの利用は，常に「コンピュータにできること」がはっきりとした後で，まるでその後を追いかけるように進められてきた経緯がある．そのため，コンピュータにできることは「今の技術で」という言葉を前に付けておく必要があろう．今後もコンピュータの役割はますます大きくなることは間違いない．ここでは現在のようなコンピュータ社会が実現する過程でどのような発明や開発がなされてきたかを簡単になぞりながら，コンピュータに望まれている役割について考えることにする．

2. コンピュータが生まれた背景

コンピュータにはデータの入力，計算，データの記憶（または記録）などの基本的な要素があり，それらの組み合わせによって目的とした機能を果たしている．しかし，それらの要素は必ずしも現代のようなコンピュータの発明に合わせて考えられたわけではない．コンピュータができるずっと前から，科学や社会活動により便利な機能をもったさまざまな道具や装置が考えられてきた．その意味ではコンピュータは技術進化によって必然的に実現したともいえる．ここではコンピュータができる前に考えられてきた基礎技術について触れながら，コンピュータへの道のりを示す．

2-1　計算装置

コンピュータは，机の上に置かれたディスプレイとキーボードのセットとして

誰もが知っている装置である．電子工学の粋を集めた現代を代表する装置として
あらゆる分野においてなくてはならない存在になっている．コンピュータという
言葉は語尾が "er" になっていることからも想像できるように，コンピュート
(compute)する人，すなわち計算する人という意味をもつ．

　近代化された社会では，科学の分野だけでなく，経済活動やデータの管理など
の幅広い分野で「計算」が不可欠である．例えば，商業では帳簿の作成や簿記を始め，
さまざまな事務業務で実際に人の力で多くの計算を行い，数値データを作り出し
ていた．航海においても天文学に基づいた複雑な計算が行われ，既に16世紀には
計算結果が簡単に得られる表や，指数関数の取り扱いを飛躍的に改善できる対数
などの数学的な基礎が次第に作られてきた．

　膨大な量の計算を行うにはそれなりの能力をもった人を多数集めて共同して操
作を行うことが必要であり，これに代わって機械に計算をさせようとする努力は
古くから続けられてきた．そろばんや計算尺は今でも使用する人がいるほど役に
立つ道具である．もう少し複雑な機械で計算を行わせようとする試みは17世紀に
入って格段に進歩し，主として加算器としての機能をもった機械が何種類も発明
されている．図2はごく初期の機械的計算機である．ここでは具体的な説明は省略
するが，初期のものは歯車の組み合わせを用いて，歯の進む数として計算結果を
得ている．初めの頃はメカニカルな計算機が中心であったが，20世紀の初めには，
これらに加えて電気パルスの数を数える方法や，2進法，8進法などを利用した論
理的な演算による計算法も開発されている．更に，真空管やトランジスタなどの
電子部品を用いることにより計算の速度は飛躍的に増してきた．

　加算器は単に整数の足し算ができるだけではない．引き算は当然であるが，掛
け算や割り算も可能である．掛け算は桁を考慮して足し算を繰り返すことで結果
を得ることができ，割り算はその逆に引き算を繰り返せばよい．

　大型のコンピュータがかなり使われるようになっても，例えば1970年頃の日本
では，現在の電卓の機能をもつ電子的な計算機は極めて高価であり，日常的な計
算はそろばんや計算尺，機械式の計算機が広く使われていた．現在のコンピュー
タではこのような演算は完全に電子化された回路で行われている．計算装置はコ
ンピュータの心臓とも呼ばれる部分である．現在のコンピュータでも構成する部
品の中心的な存在であり，CPUと呼ばれる．CPUによってデータの入力から計算
手順の管理，演算の実行，結果の出力と保存などが極めて高速で行われている．

　現在のCPU機能を簡単にまとめることは難しいが，単なる計算機能をもつだけ

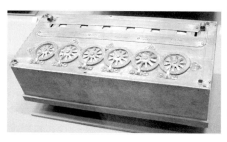

図2　ごく初期の機械的計算機
(Musée des Arts et Métiers, Paris Inv 823-1)
17世紀の中頃に，フランスの数学者，物理学者，
思想家，哲学者として有名なブレーズ・パスカ
ル (Blaise Pascal) により発明された．写真のダ
イヤルは数値の1桁に対応し，上部の窓に計算
結果が表示される．歯車を回して計算加算を行
い，減算の場合は9の補数を使って加算する．

でなく，さまざまなデータの加工やCPUにつながる各装置の制御を行っている．CPU自体はメモリに記憶されたプログラムに従って作業を逐次実行し，入力装置や記憶装置からデータを受け取り，その処理を行った後に出力装置や記憶装置にデータを受け渡す．コンピュータの基本的な能力を測る方法としてCPUの処理速度が使われることからも，この装置そのものがコンピュータであるといっても過言ではないだろう．

2-2 データレコードの処理装置

さまざまな計算によって得られたデータを有効に活用するためには数値情報だけでなく，これと関連したさまざまなデータの記録とその台帳の管理が必要になる．このような業務の典型例が生命保険会社の仕事であった．何百万人の契約データと保険料の管理や支払いの記録など，時々刻々変化する内容の正確なデータ管理が必要となる．また，保険料の計算には膨大な資料の集大成である国勢調査が不可欠であり，この結果に基づく年齢構成や寿命なども基礎データとしてもたなくてはならない．現代のような高性能なコンピュータが存在しなかった時代においては，その業務がすべて手作業で行われたことになる．もちろん，適切に作られた集計用紙やデータを処理する方法にもさまざまな工夫が加えられた．

1）パンチカードの採用

現在，世界的に大規模なコンピュータ会社として有名なIBMも，元をたどるとこの国勢調査データの処理機械を開発したことから始まっている．19世紀の終わり頃，米国の若い技術者であったハーマン・ホレリス（Herman Hollerith）はカードに孔を開けて機械的にその孔を識別して自動的に分類と作表を行うシステムを考案した．カードに孔を開けてデータを作ること自体はオルゴールや自動オルガンなどで既に使われていた技術であったが，これをデータ処理に利用するという発想は，その後のコンピュータの進歩に大きな役割を果たすこととなった．

1890年に行われた米国での国勢調査に際して，データ処理方法を高速に行うためのアイデアコンテストが行われ，ホレリスのシステムが採用された．大量のカード穿孔機によって一人ひとりのデータが作られ，それらはカードに開けられた孔の位置を識別する読み取り機に通される．孔の位置に従って男女の区別ができ，また1枚読み取るごとに加算器がその積算枚数をカウントした．後に彼の作った会社が発展して現在のIBMになった．

図3はかつての大型コンピュータ装置のデータ入力で，標準的によく使われていたパンチカードである．パンチカードは長く使われたが，これと類似した機能をもつテープ式の記憶媒体も使われていた．これは鑽孔テープあるいは穿孔テープ

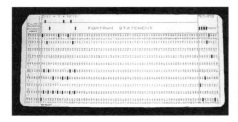

図3　IBMの規格によるパンチカード
縦1行に1つのデータが記録され，紙1枚に
つき80桁の情報が入る．

と呼ばれ，通常は，1つの列に8個の孔が開けられ，$2^8 = 256$通りのデータ（1バイト）が表現できる．これはコンピュータが発明される前からテレタイプで使われていた方法であり，古くから自動演奏楽器で楽譜を記録して装置の動作を制御する方法として利用されていたものでもある．

　パンチカードによるデータ管理はその信頼性と記載された情報が1つずつ目視できるという利点があり，かなり長い間使われ続けてきた．しかし，データ量が増えてくるに従って，パンチカードを1枚ずつ正確に送ってデータを読み取るための機械的な手段の限界が欠点として浮上した．その欠点とは単に読み取り時間の問題だけでなく，パンチカードに使用された紙の変形や変質，膨大な量の紙を使用することとそれらの保存場所の確保などである．特に，検索などを必要とする大規模なデータベースではこれらは大きな問題であり，コンピュータが商業的に実用化された当初からパンチカードに代わる記憶媒体が要求されていた．

2）磁気テープ

　パンチカードに代わって，磁気テープを使用した記憶装置がこの問題の解決につながった．磁気テープは今でもテレビカメラの映像記録用のビデオテープとして使われているが，音楽用のテープレコーダとしても記憶に新しい．磁気テープはデータを2進法で表現された数値情報に置き換えて，1と0で記録されたデータをテープ上に磁極の向き（NとS）として残すものである．紙とは違う管理条件は存在するものの，磁気テープによりデータの集積密度は飛躍的に大きくなった．しかし，このテープ式にも欠点はあり，必要とするデータの場所に到達するまでテープを送り続けなくてはならないので，頻繁にデータ検索が必要な場合には使いにくい．このため，目的とする部分を一時的に別の媒体に格納しておくなどの処理が必要になる．その後，小規模な記憶媒体として磁気テープではなく回転する平面上に磁気記憶を行うフロッピーディスクが発明され，便利に使われてきた．

3）光学方式

　現在は光学技術によりレーザ光の反射を利用して1と0を区別する光ディスク（CDやDVD，Blu-ray Disc；ブルーレイディスク）などの登場で，更に高密度のデータ格納が可能となっている．最新のBlu-ray Disc（片面2層）では直径12cmの薄いディスクで50GB（1つのデータを2^8通り；1Byteとして50×10億個）が記憶できる．この容量を1行が80桁のIBMのパンチカードに換算すると，数億枚にも相当することになる．

4）さまざまな電子式記憶媒体

　更にこれらの媒体と並行して，さまざまな方式による電子式の記憶媒体も使われている．電源を切っても記憶が保存され何度でも書き換え可能な媒体として，今ではUSBメモリ（universal serial bus memory）やSDカード（secure digital card）など，それぞれG（giga, ギガ）のオーダーをもつ媒体が容易に入手でき，コンピュータへの接続以外に，携帯電話，ディジタルカメラなどでのデータ保存にも利用されている．

2-3 入力装置としてのキーボード

　もう1つコンピュータの進歩にかかわる大切な基礎技術がある．それはタイプライターの発明である．タイプライターは文字を機械で書く道具であることは誰でも知っているが，19世紀になるまではライターは書記として存在し，すべての書類は手書きによって行われていた．タイプライターの発明は文字をキーボードで打ち込むというコンピュータへのデータ入力に欠かせない技術であるが，発明時点ではもちろん機械式の装置であった．指でキーを押すとタイプバーと呼ばれるハンマーのような仕掛けが紙の上を動いて，先端の活字がインクを紙に残すことで文字が印字される（図4）．簡単なようであるが印字ごとにその位置を移動したり，改行による紙送りなど，すべてをうまく操作しなければ良質な文書にならない．

　初期のタイプライターで明らかになった問題がある．現在のキーボードでアルファベットが順番通りに配置されていないことを不思議に思った人もいると思う．これは，英文でよく使用されている文字が指の機能によく合った場所に配置されているためだという説もあるが，本当はeとd，sとtなど元々よく使う文字が隣り合っていると，素早い動作でタイプバー同士がぶつかってしまうため，これを左右にうまく配分する必要があったことによる．現在のキー配置（図5）はこの結果生まれたものである．

　英文はかなり少ない数のアルファベットによる表記法なので，このような簡便

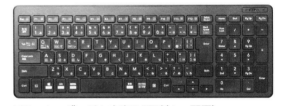

図5　キーボードと文字の配列（キー配置）
現代の標準的なコンピュータで使用されている入力装置である．このように右側に数字入力用のテンキーが付いているものも多い．

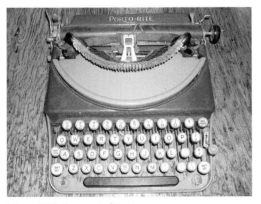

図4　機械式のタイプライター
キーボードの配列は，現代のコンピュータでも使われているQWERTY配列となっている．

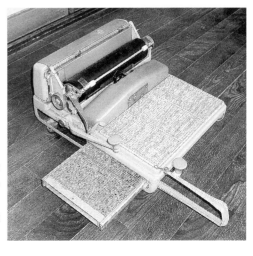

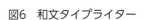

図6　和文タイプライター
大きな板に活字を並べて，それを1つずつつまみ出して印字を行うようになっている．膨大な数の文字の配列を記憶しておく必要があり，熟練しないと印字するのに非常に時間がかかった．

な装置が極めて有効であった．これに対して，漢字やひらがな，カタカナなどを使用する日本語ではタイプライター自体が抱える活字の数が膨大であり，入力装置としては大変不便なものであった（図6）．この欠点はワードプロセッサ（word processor）によるかな−漢字変換やローマ字入力方式などが実現するまで解決することはなかった．ワードプロセッサ自体がコンピュータであるため，結局のところコンピュータがなければ日本語の入力は人手を頼るしかなかったということになろう．

タイプライターは当初の機械式のものから電気式へと進化した．しかし，タイプライター本来の機能ではあるが，本質的な欠点として紙の上に直接印字されるため修正が不便なことは変わらなかった．文章をタイプしているとき，打ち間違えなどによる文字単位での修正は何とか可能であったが，一度タイプした文章を大幅に変更することはできなかったため，やはりワードプロセッサの登場を待つほかはなかった．その一方で，キーボードの操作を電気信号として情報化することでタイプライターは入力装置としての新たな役割を担うことになった．コンピュータの進歩により純粋なタイプライターの意義はなくなってしまったが，人と紙との関係ではなく，人とコンピュータをつなぐインタフェースとして姿を変えて存在している．

3. コンピュータに実行手段を教える手続き

前述したように，計算，入力，記録といった現在のコンピュータに不可欠の要素が次第に装置として完成したことで，計算やデータの集計作業はそれまでに比べ大幅に改善された．しかし，複雑な作業になると，結果を得るまでに多くの手順が必要になるため，依然として段取りの組み立てや作業の進行には多くの人手が必要とされた．

複雑な計算を自動的に行うことはコンピュータがなくても可能である．例えば，図7のようなベルトコンベアのつながった工場を想像してみよう．1つひとつの作業の手順に従って機械が並び，最初の部品からいくつもの機械を通り過ぎてゆく過程で部品や加工が進められ，最後に製品ができあがる．データのとりまとめに

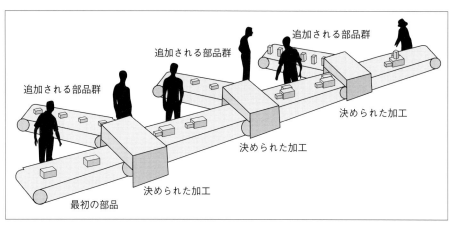

追加される部品群

追加される部品群

追加される部品群

決められた加工

決められた加工

決められた加工

最初の部品

図7 流れ作業
同じような作業が何度も行われる場合には，生産するために必要なたくさんの工程を効率よく繰り返すための流れ作業が有効である．

ついても同様の手順で機械化が可能である．膨大な計算が必要であるならば，それらを細かく分離して，単純な計算の組み合わせと集合により最終的な結果を得られるように，作業手順に従って入力装置，計算装置，記憶装置などを並べておく．それらを人や機械で連結することで流れ作業的に結果を得ることができる．しかし，この方法には大きな欠点もある．それは，作業の内容に変更があった場合，数多くの装置を並べ替えて新しい作業に適合させなくてはならないという点である．単一の仕事が繰り返されるのであれば問題にはならないかもしれないが，この状況では汎用性に欠けることは明らかである．

　このような歴史は初期のコンピュータでも同様であった．電子回路技術を用いて初期の計算機が稼働し始めた頃，計算機には特定の計算手順を与えるための電子回路が設けられ，その回路自体の動作手順に従って複雑な計算処理が行われた．異なった手順に従って計算を行うためには電気回路の組み替えが必要であり，その作業に多くの時間を必要としていた．

　このような問題点を解決するためには手順そのものをコンピュータに記録し，その内容に従った作業を自動的に行えるような装置の開発を必要とした．手順が書き込まれた内容をプログラムといい，現在のコンピュータは装置としては1つであっても，プログラム次第で膨大な種類の仕事をこなせるようになっている．

3-1　プログラムの始まり

　19世紀の初め頃，英国では繊維産業が隆盛であった．織物は縦糸と横糸を使って作られた布であるが，糸の色や組み合わせにより美しい模様の布を織ることができる．当時は既に産業革命の結果として，布を自動的に織り込む自動織機が発明されていた．単純な布ではなく，産業として大規模に自在な模様を織り込んだ布を作るためには，この自動織機に糸の色や順番などを複雑に組み合わせて機械的に行う技術が必要であった．ジョゼフ・マリー・ジャカード（Joseph Marie Jacquard）は模様のデータをその情報に従って孔を開けたカードに記憶させ，この情報を逐次取り出して機械に送り，自動的に模様織りをする機械を発明した．この技術は必ずしもコンピュータの発明ということにはならないが，手順の自動化を行うことができる装置であることに違いない．

　記録を収めたカードと計算機の組み合わせは，独立した計算装置の組み合わせをより有機的に行う有効な手段である．電子化された計算機の組み合わせでは，作業工程をカードに収め，その項目によって計算機の配線を切り替えて計算の方法を決定したり，また，これとは別の項目の指示に従って読み取り機を動かして，ほかの情報が記録されたカードを読み取って計算機への入力情報とすることなどが可能になる．これは作業工程の一部ではあるが，あらかじめプログラムとして用意することで複雑な作業を自動的に行うことが可能な装置であり，かなりコンピュータらしい様相を呈してきたものといえる．

3-2　プログラムの可能性についての数学的な進歩

　このような方式がもつ可能性は数学的なアイデアと論証によって更に進化した．例えば，アラン・チューリング（Alan Mathison Turing）は単純な機械的操作の組み

合わせだけで，理論的には有限のアルゴリズム（機械的作業）で演算が実現できることを証明している．また，このアルゴリズムには単なる計算だけでなく，条件判断（ある入力データが条件と合致しているか否かの判断，更に条件と一致していた場合の手順，不一致の場合の手順などの指示）が含まれている．これは，このような組み合わせ手順を指示する命令体系を整備して，単純な動作を素早く繰り返して行うことができる手段を講ずれば，どんな計算もできるということであり，その後のコンピュータプログラムの開発に大きな勇気を与えるものであった．

　実際に，第2次大戦中の英国ではチューリングらが中心となって数学的な根拠と，電気，機械的なシステムによって暗号の解析装置を開発し，不可能といわれていたドイツ軍の暗号機（エニグマ）の解読を実現している．

3-3　プログラム可能なコンピュータの出現

　既に電気回路の技術は電信や電話技術の発展もあって，電磁石とスイッチの組み合わせを利用したリレーや紙テープによる文字情報の連続的な記録と電気的な読み取り手段も確立し，機械だけによる手順処理や制御は時代遅れになってきた．1940年頃に開発された初期のコンピュータには現代のコンピュータの原型が見てとれる．命令の入力は相変わらず紙テープによるものではあったが，読み取りは機械的な孔の認識装置から光学的な装置に変わっていた．これは孔の位置を電気的に検出してコンピュータ内のメモリであるレジスタに信号として保存されるものであった．当時のレジスタでは歯車に似た機構をもつカウンタやリレーの動作状態としてデータの保存を行っている．演算のための命令や数はそれほど多くなく，四則計算，三角関数，指数，対数といくつかのライブラリがあるだけで，条件の判別や処理能力を超えたデータに対しては操作者のチェックを必要とする手動で行っていた．計算にかかる時間は現在のものと比べ考えられないほど遅く，掛け算や割り算では1つの計算に10秒ほどかかり，三角関数の計算には約1分を要した．これでも人力での計算に比べれば桁違いに速いので役立つ装置ではあったが，当然のこととして計算速度の向上が必須の課題となった．

　回路や技術の改良では，次第に計算速度の向上が図られ，また使用できる関数なども徐々に拡張された．しかし，現在使われているコンピュータの高速演算はコンピュータ自体の電子化によるところが多い．リレーのような機械的なシステムから真空管，トランジスタを経てIC（integrated circuit），LSI（large scale integration）といった集積回路を利用することで，高速でより信頼性の高いシステムが作られるようになってきた．

　高速に動作する電子式の計算機の始まりはENIAC（Electro Numerical Integrator and Computer，図8）とされている．この装置の特徴は，計算データの流れと演算装置とを命令によって連結する方式にある．装置内には数値を一時的に置いておくアキュムレータがたくさんあって，システム全体の同期信号によってデータのやりとりと演算が行われた．現在のシステムとは異なり数値は10進法で表現され，1秒間に5000回の命令処理が行われたとされている．

　1秒間にどのくらいの計算ができるかについてはIPS（instruction per second）

という単位で表され，コンピュータ・ハードウエアの速度を表す指標としてよく使われている．現在数万円で売られているパソコンではおよそ数万MIPS（Mはメガを表し，100万の意味）である．この半世紀でENIACの1000万倍以上の速度が家庭用電化製品の水準で得られていることになる．

　現在のコンピュータは動作を決定するデータと同様にプログラム自体をコンピュータ内部に記憶し，命令を取り出す動作とその内容に従って行う演算とを次々に実行する方法がとられている．これには1つの命令を数値データとして表現することが必要であり，そのためのメモリと命令の順番を示すカウンタ，命令を格納するレジスタなどが必要になる．この方法では，命令の番号を示すカウンタを加算し，命令の取り出し，解釈，実行を次々と行うが，その作業には命令と演算データをそれぞれ独立させて記憶しておく必要がある．

　現在のシステムと基本的に共通する電子コンピュータは，1950年以降にENIAC開発チームによって開発されたUNIVAC（UNIVersal Automatic Computer, 汎用自動計算機，図9）で完成したといってよいだろう．同時に，現在に至るコンピュータ産業もこの時期から始まったといえる．

3-4　表示と紙媒体への印刷技術

　映画やテレビで見る昔のコンピュータでは，大きな機械の表面にたくさん並んだ表示ランプが点滅している場面がよく現れる．初期のコンピュータには現在使っているようなディスプレイがなく，コンピュータへの入力やコンピュータからの出力は紙媒体上で確認することが一般的であった．

1）プリンタ

　プリンタ（印刷装置）は計算機と人との間で働くインタフェースとして最も役立つ方法であった．現在も使われ続けているラインプリンタは，長くつながった大きな紙にコンピュータからの出力が次々に印刷されるものである．文字は小さな

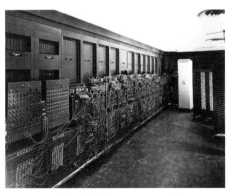

図8　電子式の計算機ENIACの一部
©Science Source/amanaimages
ENIACは，17,468本の真空管を使っており，幅24m，高さ2.5m，奥行き約19mの極めて大きな装置である．消費電力は150kWにも達し，これは現在の日本の標準的な家庭15軒分に相当する．

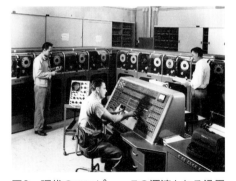

図9　現代のコンピュータの源流となる汎用コンピュータ「UNIVAC」
©Science Photo Library/amanaimages

点の集合体で表現され，縦横それぞれ8点，計64点で文字が描かれる．アルファベットや数字はこれでも確認可能な水準には達していたが，カタカナ以外の日本語の表記に関してはとても無理があった．

　現在のプリンタはドット（点）の集合体であることは変わりないが，1つずつの点の大きさが小さくなり（最近のインクジェット方式では直径数10μm），また，1つの文字を表す数の制限が取り除かれたことで美しい印字が可能になっている．更に，インクの色を何種類も用意してこれを組み合わせることで，かつての写真に匹敵するほど細密なカラー表現も可能になっている．

　現在のプリンタでは，印刷方法はインクジェット方式とレーザ方式の2種類が主流である．

　インクジェット方式とは，液状あるいは固体のインクを微粒子化して小さな粒子として紙の上に射出させる方式で，現在の家庭用カラープリンタの主流となっている．レーザプリンタは帯電させた感光体（ドラム）にレーザ光などを照射し，この表面に粉末の顔料（トナー）を付着させて用紙に転写して熱や圧力で定着させる方式で，基本的な構造は複写機とほぼ同様である．光源にはレーザ光源以外に発光ダイオード（LED：light emitting diode）を用いることもある．これにより，複数のドラムを使ってカラー印刷することも可能である．

2) ディスプレイ

　コンピュータへの入力情報や動作状態，結果などをリアルタイムに観察するために，ブラウン管を使用したCRT（cathode ray tube，陰極線管）が使われた．これはかつてのテレビ画面であり，それと同様の描画が可能である．描画に際してはコンピュータ自体に表示用のメモリをもち，これをビデオ信号としてCRTに送る．

　現在のテレビ画面が薄型の液晶ディスプレイ（LCD：liquid crystal display）などに変わりつつあるように，コンピュータ用のディスプレイも薄くて大画面のものに変わってきている．LCDは液晶の素子を組み込んだ画像表示装置で，画素ごとに用意された液晶によるシャッタでそれぞれの画素に現れる光をコントロールして画像を表示する．液晶パネルは背面に設けたバックライト光源からの光を表示するが，このシャッタは光の透過と遮断を行うので，カラー表現は白色光から色フィルタを使って3原色を用意し，これらの組み合わせにより実現する．

4. 現代社会におけるコンピュータの役割

　現在一般的なパーソナルコンピュータでは，コンピュータの表示装置の画面のことをデスクトップと称している．表示画面上に配置されたさまざまなアイコンはまるでそれらが1冊ずつの本やノートであったり，計算用の機械であったりして，まさに机の上と同じである．ゴミ箱まであるので机の上だけではないが，その意味では文房具として必要なものはほとんどコンピュータに用意されているし，それらを融合して活用できる手段も十分に用意されている．提供された機能のすべてが必要かどうかは別として，コンピュータができないことは芸術ぐらいしか残っていないのかもしれない．もっとも，文章を考えたり絵を描いたりといった場面

でも，それらをサポートする強力なプログラムがあるので，まさに使い方さえマスターすれば何でもできる時代になったといえよう．

　コンピュータはさまざまな場面で利用されているので，必ずしも一般的な印象で語られる装置だけをいうわけではない．小さな装置の中に入っているコンピュータがどのように利用されているのかが全く見えないものもあるし，大きなデータベースを背景にシステム全体を支えているコンピュータもある．ここでは現代社会でどのようにコンピュータが活用されているか，さまざまな利用場面について簡単にまとめる．

4-1 アプリケーションソフトを利用したコンピュータの活用

　個人的に利用しているコンピュータはパーソナルコンピュータと呼ばれ，どのコンピュータでも標準的に用意されているプログラムがある．プログラムにはコンピュータ自体の動作のためのオペレーション・システムと，ユーザが勝手に使用できるアプリケーションとがある．ここではそれぞれのアプリケーションの目的や機能について簡単に触れておく．

1) ワードプロセッサ（ワープロ）

　ワードプロセッサとはコンピュータを利用して文章の入力，編集，印刷を行うシステムである．かつては単機能の装置としてワープロ専用機が作られていたが，コンピュータや印字用のプリンタが進歩し，現在では汎用のパーソナルコンピュータ上で動作するワープロソフトとして提供されている．文章を作るのに役立つ機能として，多くの字体（フォント）をもち，紙のサイズに合わせて字の大きさやレイアウトを自由に変更できるなど，日常的な文書作成に欠かせないアプリケーションとなっている（図10）．

2) 表計算

　コンピュータ本来の計算機能を効率よく使うためのアプリケーションである．
　表計算ソフトは数値データの集計・分析に用いられるアプリケーションソフトウ

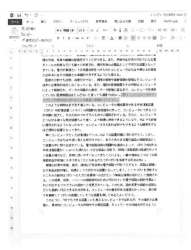

図10　標準的なワードプロセッサソフトによる文書作成画面

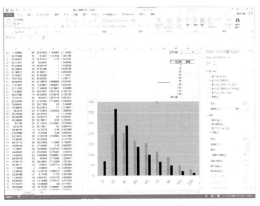

図11　標準的な表計算ソフトのスプレッドシート
計算やグラフの作成，簡単な統計処理が画面上で実行できる．

エアである．画面上に表れた集計用のマス目（セル）にデータを入れて表を作成する．セルには数値や文字だけでなく数式を入力することができる．セルに記入された値に対して，特定の計算式を設定すれば，計算結果もまた表の上に表示される．表形式のデータはスプレッドシート（spreadsheet）という．コピーの機能やさまざまな関数を使うことで，集計したデータに対する計算作業が大幅に省力化された．現在では集計以外にグラフを作成したり，統計分析などの応用もできるようになっている（図11）．

3）データベース

データベース（database）は集積されたデータ群のことをいうが，アプリケーションとしてのデータベースは集積されているデータ群の中から特定のデータを検索し，必要な情報を容易に管理できるようにしたものをいう．コンピュータでデータを格納したり，それを再利用するためには，データの構造や検索とデータの整理のためのアルゴリズムが重要である．アプリケーションとして提供されたデータベースでは，使用者自身は指示された通りのデータファイルを用意するだけで，データ自体がどのような形式でコンピュータ内部や記憶装置に格納されているかを考える必要はない．それぞれのデータやファイル間の活用をする目的を指示するだけで，データベースを容易に構築できる．

データベースの運用はコンピュータに要求される機能として極めて重要であり，銀行，保険会社，発券・予約システムなど巨大なシステム構築に運用されている．データベースを効率よく運用するためのデータベース管理用の特別な言語（SQL，データベース言語，問い合わせ言語）が，国際規格として整備されている．

4）プレゼンテーション

研究成果の報告やさまざまな情報を発表して聴衆に伝達することをプレゼンテーションという．コンピュータの導入以前の企業や学校では，あらかじめ準備した資料をスライドやOHP（透明な用紙に書いたものをスライドのように投影する装置）などで表示していた．アプリケーションとしてのプレゼンテーション用ソフトでは，表示画面上にスライドを作成しこれらをまとめて保存，または表示して発表することができる．発表に使う場合には背景や配色を統一したり，アニメーションなどを加えて，効果的に情報を伝えることができる（図12）．

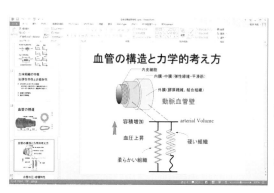

図12　プレゼンテーション用ソフトによる資料の作成
図表やグラフ，アニメーションなどを利用して分かりやすい情報伝達が行える．

元の画像

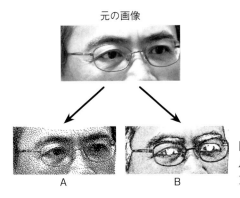

図13　画像処理の一例
A：元の画像を白と黒の点で2値化した画像
B：輪郭を抽出して表現された画像

A　　　　　　B

5）画像処理

　絵や写真をディジタル量として取り扱うと膨大なデータ量が生成される．また，画像を細かな部分に分けて，それぞれの点における色や明るさをデータとしてもたなくてはならない．したがって，画像をコンピュータで取り扱うためには膨大な量の記憶容量と高速で処理する能力が要求される．コンピュータにおける画像処理は画像の作成だけでなく，入力された画像情報の処理全部をいう．画像処理の対象はディジタル画像であり，情報の特徴に応じた処理アルゴリズムが用意されている．基本的な画像処理の方法には濃淡画像を白か黒かに区分けする2値化，濃度の変化から画像の境界（エッジ）を検出する方法などがある（図13）．また，画像として入力された情報から文字を識別してワードプロセッサに情報を送ることができるOCR (optical character recognition，光学文字認識) も，かなり高精度なものが実現している．

　画像処理は表示画面上での利用だけでなく，工業製品の欠陥を形の違いや色の違いによって検出したり，農産物の選別などにも利用されている．また，画像認識のための各種センサにもこの技術が利用されており，自動的にピントが合うカメラや，最近では人の顔の表情を認識できるカメラもある．

　画像処理に関連して最も早くから要求されていた技術は，コンピュータによる設計図面の作成である．画像を点の集合体ではなくベクトルとして解釈するアルゴリズムの開発により，効率の高い設計作業を目的としてCAD (computer aided design，コンピュータ支援設計) と呼ばれるアプリケーションが提供されることとなった．現在はCADによって作られたデータに基づいて機械加工が自動的に行われるCAM (computer aided manufacturing，コンピュータ支援製造) も実現している．

4-2　電子回路の一部としてのマイクロコンピュータチップ

　マイクロコンピュータはマイクロプロセッサとも呼ばれ，コンピュータの最小構成要素であるCPU，記憶素子，入出力回路を1つの半導体チップとして内蔵したコンピュータのことをいう．コンピュータのCPUはかつてトランジスタなどの素子を大量に使用して構成されていた．その後，集積回路（IC）が開発されそれらを組み合わせて構成されてきた．次第に集積回路の規模が大きくなり，1つの大規模

な集積回路にCPU機能全体を収めることが可能となった．マイクロコンピュータは基盤上に一連の部品を配列したボードとして提供されたり，入出力などの周辺回路や，メモリを完全に内蔵したワンチップのものもある．

　ちなみに，電源さえ用意すれば1つのLSIでコンピュータシステムとして動作するものをワンチップコンピュータと呼ぶ．ワンチップコンピュータは時代とともに小型化や省電力化が進み，これと同時に性能が向上して大量に使われるようになると価格は次第に低下し，利便性が飛躍的に向上した．コンピュータの動作を決定するプログラム自体は，素子の内部にある読み取り専用の記憶素子に記憶させる．プログラムの書き込みや変更には特別な装置が必要となるので，通常は組み込んだ装置全体の機能を変更しないことを前提に使用する．一方，データの演算や処理用として必要となる書き換え可能なメモリも内蔵されている．

　このような機能をもったコンピュータはあらゆる電気製品で使用することができる．装置の操作に複雑な手順を必要としたり，データの画像処理や解析機能，処理データの表示など高度な処理が要求される機器には必須の部品となっている．非常に小型で安価なため，通常の手段で電子回路を組むよりも便利なので，最近の電子回路では連続量として得られたアナログ信号をあえてディジタル量に変換して，ワンチップコンピュータが利用しやすいように作っているものも多い．元々コンピュータの周辺機器接続の制御用として開発されたPIC（peripheral interface controller）もワンチップコンピュータの一種であり，今では電子機器の内部でさまざまな使われ方をしている（図14）．

　PICは機器同士の情報伝達（通信）にも便利に使うことができる．このような部品の進歩によって，かつては独立した機能しかもち得なかった電子回路や装置が，互いの機能を補完し合う複合的な装置として容易に構成できるようになった．また，それぞれの機器の出力を一般的なコンピュータに接続して，標準的なアプリケーションソフトにデータを送ることも簡単に実現できるようになってきた．

4-3　ネットワーク上のコンピュータ

　現代の社会では何か知りたいことがあると図書館などに出向くよりも，インターネットで調べることが日常的になっている．インターネットとは個々の独立したコンピュータを互いに接続し，データのやりとりを可能にしたシステムである．これが必ずしも最善の方法とは限らないが，インターネットは極めて便利な仕組

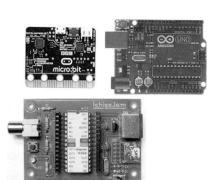

図14　小さな基板上に作ったワンチップコンピュータ
さまざまなサイズのワンチップコンピュータである．実際の製品では基板上に直接のせるため，配線間隔を小さくしたワンチップコンピュータが使われることが多い．

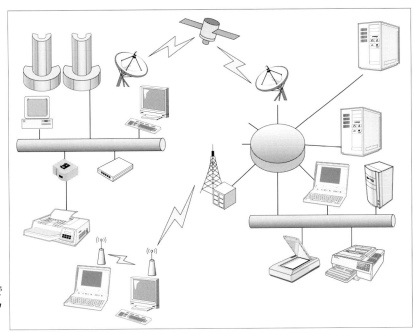

図15　さまざまな規模で
構築されるネットワーク
群

　みであり，もはや現代社会のインフラストラクチャとして欠かすことのできない
システムである．
　コンピュータにはそれ自体に各種周辺装置との接続のための通信の機能がある．
しかし，コンピュータ同士を接続するためには，互いの機器のCPUが共通して理
解し合える通信手順で情報のやりとりを行う必要がある．同じ施設内などの限定
された地域にあるコンピュータ同士を接続するネットワークとしてLAN（local
area network）がある．このネットワークにつながるコンピュータにはそれぞれ
番号が与えられていて，目的に応じて互いに接続することができる．ネットワー
クとは網のように接続がなされている状態を意味し，経路を重複してもつことで，
単一の断線で機能が停止することのないように信頼性を高めることができる．ネッ
トワークの接続形態はその規模や目的に応じてさまざまである（図15）．
　広義の用語としての"an internet"は複数のコンピュータネットワークを相互に
接続したネットワークを意味するが，一般には狭義の，世界規模で広く相互接続
されているネットワークのことを指すと理解されている．共通の通信用手順（プロ
トコル）が使われているが，このネットワークでも通信するコンピュータごとに，
IPアドレス（internet protocol address）と呼ばれる完全に独立した固有番号を割り
当てられる．実際にはインターネットに接続する各組織に固有のIPアドレス領域
が割り当てられ，各コンピュータはその中から固有の番号を与えられる．
　インターネットでは割り当てられたコンピュータ上に公開を目的としたホーム
ページを開設したり，特定のコンピュータとの間で各種のデータをやりとりする
ことが可能となる．電子メールもLANやインターネット上でやりとりされており，
情報の交換には極めて有用な仕組みであるといえる．

　しかし一方で，現状の通信網では通信手順に含まれるセキュリティに関する仕組みが完全とはいえず，コンピュータウイルスによる感染や不正アクセスなどの問題が後を絶たない．これに対し，現在はLANの出入り口のサーバや個々のコンピュータにのせたアプリケーションレベルで対策が行われている．

5. 医療におけるコンピュータの役割

5-1 医療機器とコンピュータ

　医療機器には大きく分けて診断用と治療用の機器がある．また，近年の医療機器の進歩には技術的な観点からだけ考えても2つの大きな要素がある．1つは間違いなく電子技術の進歩であり，原理的に測定できる可能性のあるものは，ほとんどすべて装置として実現していると考えてよい．

　診断を目的とした計測機器ではコンピュータによる高い計算能力やさまざまな表現手段の獲得がその成果として挙げられる．コンピュータの導入により複雑な計算が必要であった測定についても高精度で行われるようになり，得られたデータに対する分析能力も飛躍的に向上している．例えば，X線CTはcomputed tomographyの名称に示されるように，コンピュータの計算能力と画像表示があって初めて実用化された診断装置である．これだけでなく，新しいセンサの発明と開発，装置の小型化などにもコンピュータの果たす役割は大きい．

　治療用の機器の進歩についても同様である．生体に適合した新しい材料が生まれたことや加工技術の進歩なども重要であるが，それと同時にコンピュータ技術の導入によって画像診断技術と治療が融合したこと，複雑な操作が比較的容易に行えるようになったこと，治療の進行状態が把握しやすくなっていることなどが挙げられる．最近では介護やリハビリテーションなどに対してさまざまな支援機器が開発されている．これらについてもコンピュータによる制御や高度な判断機能を付加することで，かつては考えられなかったような装置が出現している．介護におけるパワーアシストやさまざまなロボットの出現などもその一例である．

　しかし，一方で医療機器においては実現と実用とは必ずしも同じ意味ではない．医療の場では信頼性だけでなく，安全性がほかの分野と比較して極めて大きな要素となる．誰もが安全に使える装置だけが臨床的な実用性をもった装置として採用される．

　医療機器の技術的進歩のもう1つの要素は，安全性や操作性の飛躍的な向上にあるといえる．コンピュータの進歩はこの面においても非常に役立っている．単に操作性だけでなく，機械的な制御機構をコンピュータによって動作させることで，より信頼性の高い機器が実現できるようになった．

5-2 測定データの自動診断

　医療では，診断や治療に当たって医師やコ・メディカルに高度な知識や判断能力が要求される．コンピュータの解析能力の向上はこの部分でも大きな助けになる．いかに能力があろうと，人はうっかり見逃してしまったり，誤った判断を下すことがある．例えば一般的な心電図検査でも，心電図波形に表れる異常を見付けら

れなければ検査の意味がない．心電図の自動診断はコンピュータの導入によって比較的早くから行われており，この機能は最近ではどの心電計にも装備されるようになってきた．かつての心電計は増幅器を中心としたアナログ回路とペンをもつ記録計の組み合わせであったが，現在は心電図波形のディジタル処理，グラフィックディスプレイ，プリンタの組み合わせへと変化している（図16）．

　自動診断では，心電図波形の特徴点の抽出とそれらの時間間隔や波の大きさなどを判断して行われる．コンピュータは決められた作業手順に従って波形を分析するが，あらかじめ決められた基準に合致しない異常データは決して見逃さない．医療従事者はこのようにして示された異常データを注意深く観察して適切なデータ収集を行うことができ，医師も見逃しのない最終的な判断を下すことができる．AED（automated external defibrillator, 自動体外式除細動器）[注1]もこの機能を活かした装置である．AEDでは致命的な状態にある心室細動を自動的に認識し，除細動のための通電を行う．自動認識や画面や音声による操作の指示機能もあるため，誰でも容易に操作できる救命機器として広く普及している．

　コンピュータによる自動診断は，現時点では必ずしも従来の「診断」ではない．しかし，異常データの発見を助けるものとしては非常に有効である．

5-3　医療システムとコンピュータ

　医療の分野では現時点での診断や治療に関係する情報だけでなく，過去の病歴や関連する多くの患者情報が必要である．かつてはこれらの情報を紙のカルテに

A

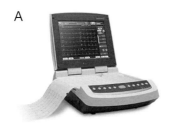

心電計 ECG-2400シリーズ

B

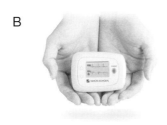

長時間心電図記録器 RAC-2512
カーディオメモリ

図16　心電計の進歩
Aは現在一般に使用されている心電計で，ディスプレイ上の記録を印刷することができる．Bは小型で長時間の心電図を記憶できる装置である．
（写真提供：日本光電工業株式会社）

注1　AED（自動体外式除細動器）：
心室細動の状態に陥ってポンプ機能を失った心臓に電気ショックを与えて正常なリズムに戻すための医療機器のことである．電気ショックを与えるための電極を対象者に貼り付けると，心電図の検出と自動解析が行われ，心室細動であることを感知して電気刺激の必要性と効果が見込まれる対象にだけ通電が行われ，除細動を行うので，安全性が高い．現在では病院の中だけでなく，一般の人が多く集まる場所を中心に数多く設置されており，緊急時には医療従事者ではない一般市民でも使用することができる．操作方法はディスプレイと音声ガイドで指示があるので，簡単に使用することができる．

医師が直接記入していた．しかし，医療が次第に高度化するに従って，医師や医療関係者への事務的な負担は大きくなる一方であり，それが的確な情報の運用の妨げになったり，ミスの誘発につながるケースも発生した．小さな診療所では医師の努力で何とかなるかもしれないが，いくつもの診療科をもつ病院では組織的なシステムにより患者情報を一元的に管理・運用することが必要となる．現在では，医療にかかわるほとんどすべての分野で情報のデータベース化に基づく医療情報システムが運用されるようになってきた（詳細は「第5章　医療とコンピュータ」を参照）．

第 **2** 章

コンピュータの基礎

第2章 コンピュータの基礎

本章では，コンピュータの基本的な成り立ちをハードウエアとソフトウエアに分けて説明する．ハードウエアについては論理回路を基本としてCPUや記憶装置，入出力インタフェースなどの周辺システムの概要を述べる．ソフトウエアについてはコンピュータの動作を支えるオペレーティングシステムの働きを示すとともに，そのうえでユーザが実際に使用するアプリケーションの概要を説明し，プログラム言語やデータとしてのファイル形式などをまとめる．

1. コンピュータとは

　現代の社会において，コンピュータは我々の身の回りになくてはならないものになっている．銀行における口座管理や航空チケットの予約システムなどから車や電気製品の制御まで，身の回りの多くのものがコンピュータによって支えられている．この章では現在標準的に使われているコンピュータの基本的な概念と実際の構成について述べる．

　コンピュータは入力された情報を記憶・処理・出力する機能などをもっている．同様のことを人間が行うこともできるが，時間や手間がかかり過ぎるのと同時に，人為的なミスを引き起こす原因にもなる．このため，手順がはっきり決められている作業については，コンピュータに行わせるのが一般的である．

　コンピュータは日本語で電子計算機というが，電卓のことではない（実際には電卓にもコンピュータが使われている）．コンピュータとは内蔵した操作手順に従い，複雑な計算や処理を実行する機械のことをいう．現在のコンピュータが基本とする考え方はフォン・ノイマン（von Neumann）によって理論が提案されたことから，ノイマン型コンピュータと呼ばれ，今日のコンピュータの原型となっている．

　ノイマン型コンピュータの主な特徴は，プログラム内蔵方式と逐次制御方式である．プログラム内蔵方式では，コンピュータの命令手順を記したプログラムやデータなどのソフトウエアをあらかじめコンピュータ内部で記憶し，それを呼び出し実行することで異なった計算や処理を行うことができる．ノイマン型以前のコンピュータにおいては，プログラムに該当するものとして配線やスイッチなどのハードウエアによって計算の手順が決められていた．これらを切り替えることで処理方法の変更が行われた．ノイマンはプログラムをハードウエアから分離することで，必要に応じて処理方法や計算の変更を自動化できることをコンピュータの構築理論としてまとめ上げた．一方，逐次制御方式とはプログラムの命令を1つずつ順番に実行していく方法であり，計算システムとしての動作は非常にわかりやすい形になっている．しかし，同時に複数の処理を行うことができないため，処理速度に限界がある．

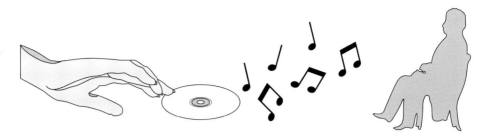

ハードウエア　　　　ソフトウエア

図1　ハードウエアとソフトウエア

　現在の複雑な科学技術計算や極めて多くのデータを扱う場合，逐次制御方式の
コンピュータでは処理が間に合わないことがあり，同時に複数の処理を実行する
パイプライン処理方式（「4. CPUの働き」を参照）が採用されているコンピュータも
ある．

　いずれにしてもノイマン型コンピュータではハードウエアとソフトウエアの両
者をはっきりと分離し，これらの役割を明確にしたうえで複雑な処理を自動的に
行うことが可能であることを実証できた．処理のステップを高速で実行すれば，
同様のことを人が行うより，正確に，速く，大量に情報を扱うことができる．

　ところで，ハードウエア（堅いもの）とソフトウエア（柔らかいもの）の違いは何
であろうか．世の中にはコンピュータ以外にもハードウエアとソフトウエアがあり，
例えば音楽CD（compact disc）で考えると，CDそれ自体はハードウエアであるが，
中に入っている音楽はソフトウエアである（図1）．コンピュータでいうハードウエ
アとは機械的な装置のことを指し，ソフトウエアとは命令の手順が記載されたプ
ログラムやデータのことになる．

2. データとは

2-1 0か1

　「情報」という言葉は極めて抽象的であり，質としての理解と量的な理解の双方
を満足させる理論的な根拠が作りにくいという面があった．しかし，情報を伝え
るべき事柄としてデータと結び付けることで情報量を数値として考えるというこ
とが試みられた．例えばクロード・シャノン（Claude Elwood Shannon）は，初めに
情報量を設定して，情報量をもつものだけを情報として考える方法を提案した．
現在コンピュータで使われるデータとしての情報は，この方法で定義される概念
に当たる．

　最もシンプルな情報は，二者択一の状態である．例えばランプが点灯している
のか，消灯しているのか，コインの表なのか，裏なのか，という状態を表す情報
は全くあいまいさをもたない．表でなければ（否定），必ず裏であり，二者択一は
極めて明快な情報といえる．この考え方に基づいてデータを扱う方法がディジタ
ル技術である．

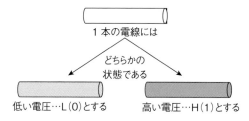

図2　1本の電線の状態

表1　電線の本数と情報の量の関係

a) 電線を2本　b) 電線を3本　c) 電線を4本
（AとB）　　（AとBとC）　（AとBとCとD）
使用した場合　使用した場合　使用した場合

A	B
0	0
0	1
1	0
1	1

4通り
（4種類）

A	B	C
0	0	0
0	0	1
0	1	0
0	1	1
1	0	0
1	0	1
1	1	0
1	1	1

8通り
（8種類）

A	B	C	D
0	0	0	0
0	0	0	1
0	0	1	0
0	0	1	1
0	1	0	0
0	1	0	1
0	1	1	0
0	1	1	1
1	0	0	0
1	0	0	1
1	0	1	0
1	0	1	1
1	1	0	0
1	1	0	1
1	1	1	0
1	1	1	1

16通り
（16種類）

表2　本数の増加に伴って飛躍的に増加する情報量

電線の本数	表現できる種類
1	$2^1 = 2$
2	$2^2 = 4$
3	$2^3 = 8$
4	$2^4 = 16$
5	$2^5 = 32$
6	$2^6 = 64$
7	$2^7 = 128$
8	$2^8 = 256$
9	$2^9 = 512$
10	$2^{10} = 1024$
$\vdots$	$\vdots$
n	2^n

　　電気的なディジタル回路では，1本の電線で，電圧の高いH（ハイレベル）状態か低いL（ローレベル）状態の2通り（2種類，2値）しか利用しない．そのため，1本の電線で扱える情報は，H（1）かL（0）の2種類といえる（**図2**）．1本の電線で扱える情報は少ないが，同時に複数の電線を利用すれば表現できる情報の種類を増やすことができる．すなわち，電線1本では2種類（H，L）だが，2本では4種類（HH，HL，LH，LL），3本では8種類，4本では16種類の情報を表現できる．

　　情報の種類を数える場合の分け方は，2進数に置き換えて考えると分かりやすい（**表1**）．例えば，電線の本数と表現できる種類の関係は2の乗数で求めることができる．つまり，電線が4本では，$2^4 = 16$通り，8本では，$2^8 = 256$通りになる（**表2**）．一般にはHを1，Lを0としているため，ディジタルとは「1と0の世界」などといわれている．

2-2　情報の単位

　　ディジタル技術において，情報の最小単位は電線1本分である．電線1本（桁）で表現できる情報をビット（bit）という単位で表す．したがって4ビットは16通りの状態を表し，逆に32通りの状態は5ビットと表現できる．現在ではデータを8ビットごとに扱うことが通例であるため，8ビットを1バイト（byte）と称して，これを1つのまとまりとしている．1バイトは$2^8 = 256$通りの状態を表している．主記憶

表3　10進数と16進数の表記

10進数	0	1	2	3	4	5	6	7	8	9	10	11	12	13	14	15
16進数	0	1	2	3	4	5	6	7	8	9	A	B	C	D	E	F

表4　情報の補助単位

単位の名称	記号	10^3ごと	2^{10}ごと
キロ	K	$1\,000 = 10^3$	$1\,024 = 2^{10}$
メガ	M	$1\,000\,000 = 10^6$	$1\,048\,576 = 2^{20}$
ギガ	G	$1\,000\,000\,000 = 10^9$	$1\,073\,741\,824 = 2^{30}$
テラ	T	$1\,000\,000\,000\,000 = 10^{12}$	$1\,099\,511\,627\,776 = 2^{40}$

　装置や補助記憶装置の記憶容量などは，情報量が多いのでバイトで表すことが多い．

　初期のマイクロプロセッサ（1970年頃のCPU）が扱える情報は，一度に4ビットであった．そのため，4ビットを1桁で表現できる16進数が多用されている．16進数は，0から9，10をA，11をB，…15をFとしている（**表3**）．現在でも，ディジタル回路ではデータを4ビット単位で扱い，この表記で記述することが一般的に行われている．

　その後のCPUの進化に伴い，8ビット，16ビットを経て，現在では32ビットや64ビットが主流である．32ビットは何通りの状態だろうか．32ビットは，$2^{32} = 4{,}294{,}967{,}296$（約42億）通りである．

2-3　キロバイト，メガバイト

　8ビットはまとめて1バイトと称され，簡単にビットを小文字のb，バイトを大文字のBで記述することが多い．また，慣例として1024バイトを1KB（キロバイト）としている．これは，1024（$=2^{10}$）が，おおむね1000であることから，計算を簡単に行うためである．同様に1024×1024（$=2^{20}$）を1MB（メガバイト）としている（**表4**）．10進数の補助単位と混同を避けるために，KBをケーバイト，MBをエムバイトと読む場合もある．

2-4　進数変換（基数変換）

　進数とは，大きさを数字で表現するときに，1桁で何種類を表すか，また，いくつで桁上げするのかということである．例えば我々の生活で通常使用されている進数は10進数であるが，これは1桁を0から9までの10種類の数字を使って表現した数である．

　コンピュータの世界ではデータをビットで表す関係で，扱う数値は1と0の2種類の数字で表現された2進数となる．普段の計算では10進数が常用されているので，コンピュータを扱うときには2進数と10進数の変換がよく行われる．数値を表現できる数の種類を基数といい，これを基数変換という．

　例えば，4桁で表される2進数から10進数への変換を考えてみよう．2進数の各桁のもつ値（重み）を10進数で置き換えると，下の桁からそれぞれ$1\,(=2^0)$，$2\,(=2^1)$，$4\,(=2^2)$，$8\,(=2^3)$で

a）2進数の1111を10進数に基数変換する場合

```
2進数…    1   1   1   1
          ×   ×   ×   ×
          2³  2²  2¹  2⁰
        ─────────────────
          8＋4＋2＋1 ＝15…10進数
```

b）16進数の1ABを10進数に基数変換する場合

```
16進数…    1       A       B
           ×       ×       ×        Aは10，Bは11と
          16²     16¹     16⁰       考えて計算する
        ─────────────────────
          256＋160＋11 ＝427…10進数
```

図3　10進数への変換

a）10進数の27を2進数に基数変換する場合

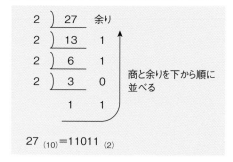

27 ₍₁₀₎＝11011 ₍₂₎

b）10進数の90を16進数に基数変換する場合

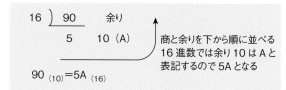

90 ₍₁₀₎＝5A ₍₁₆₎

図4　10進数からほかの進数への変換

ある．全体の値を求めるにはそれぞれ該当する桁の値を合算すると，比較的簡単に10進数に変換できる．

　図3に2進数と16進数から10進数への基数変換の例を示す．表記された数が何進数か混乱するような場合は，例えば2進数であれば，

　1111₍₂₎

のように数字の後に「₍₂₎」と進数を表記することで間違いを防ぐことができる．

　これとは逆に，10進数から2進数への変換は，変換したい数を進数の数である2で割り，割り切れなくなるまで続ける．最後に割り算の商と余りを順に並べると，2進数に変換できる．図4に10進数をほかの進数に基数変換する例を示す．

　また，16進数はコンピュータ内で扱われる2進数を人間が扱う場合によく使われている（「2-2　情報の単位」を参照）．16進数は16種類の数字から構成されるが，我々が普段扱う数字は0から9までの10種類である．これにアルファベットのAからFを加えて，16進数で扱うことができる数字としている．16進数への変換の結果を表5に示したので確認して欲しい．

3. ハードウエア

　人が情報を扱う場合，耳や目に代表される感覚情報の入力装置を使って聞いたり見たりして情報を脳内に取り込み，脳はその情報を記憶したり分析，判断などの処理を行う．更に，声やほかの身体動作などによって外部に対してその結果を伝えることができる．コンピュータのハードウエアでも，人の情報処理と同様に，さまざまな要素の中を一連の情報が流れる．基本的な構成要素は5つあって，これらをまとめて5大装置という．

　5大装置には，

①入力装置

②出力装置

③記憶装置

④演算装置

⑤制御装置

があり，これらのうち1つでも欠けるとコンピュータとして動作することができず，情報処理が完成しない(図5).

3-1 入力装置

　コンピュータ内部に情報を取り込む装置を入力装置という．コンピュータに入力される情報は文字・画像・音などさまざまな種類があり，それぞれの情報に適し

表5　2進数，10進数，16進数の対応表

2進数	10進数	16進数
0000	0	0
0001	1	1
0010	2	2
0011	3	3
0100	4	4
0101	5	5
0110	6	6
0111	7	7
1000	8	8
1001	9	9
1010	10	A
1011	11	B
1100	12	C
1101	13	D
1110	14	E
1111	15	F

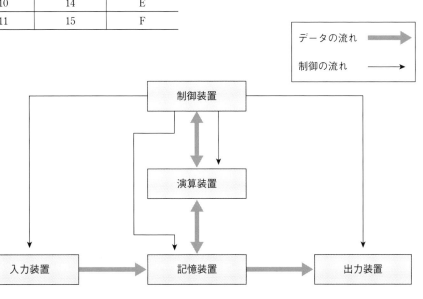

図5　5大装置の構成

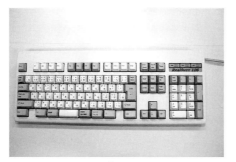

図6　標準的なキーボード

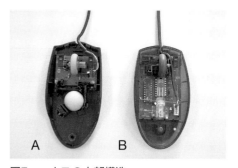

図7　マウスの内部構造
A：ボール式マウス
B：光学式マウス

た専用の装置を利用してコンピュータに取り込んでいる．入力装置には以下のように使用目的によってさまざまなものがある．

1）キーボード（keyboard）

　キーボードにより数字や文字，記号などの文字情報やコンピュータに直接命令を与えることができる．QWERTYのキー配列をもつキーボードが一般に使用されているが，キーの数によって種類が異なり，101キーボード（英語）や109キーボード（日本語）などがある（図6）．最近ではセキュリティの面などから，ディスプレイ上に仮想的なキーボード(ソフトウエアキーボード)を表示して利用することもある．

2）マウス（mouse），トラックボール（trackball）

　マウスとは手のひらで操作できる移動式の小さな箱のことで，それを移動させ，箱の底面に設けたボールや光の移動量を検知して，その情報をコンピュータに入力する．移動情報（移動の方向と大きさ）はコンピュータに接続されたディスプレイ上に表示されているマウスカーソルの移動に反映され，画面上での位置情報が入力される．画面上に記された諸条件に対する意思表示は，決定ボタンやレバーなどを操作する．かつてのように，コンピュータの操作が文字や数字だけで行われていたときはマウスの意味はあまりなかったが，グラフィカルな情報入力手段が多用される最近のコンピュータでは標準的な入力装置になっている(図7)．

　ボール式マウスはマウス本体を動かすことにより底面のボールが回転し，ボールに接した2つの直交する位置にあるローラが回転することで，その回転量から縦方向と横方向の動きを検知する．このデータをコンピュータに転送するとマウスカーソルの移動距離や方向を知ることができる．しかし，この方法は可動部分をもつ機械的な検出方法であり，細かい動きをとらえることが難しいことや，ボールが露出しているのでホコリが付着しやすく定期的なメインテナンスが必要となる．

　これに対し，光学式マウスでは底面に照射された光をイメージセンサを用いて撮影し，マウスが動くことによる光の動きの変化から移動量を検出することができる．検出に際して可動部分をもたないのでマウス自体の動作がスムーズであり，またメインテナンスも楽になる．

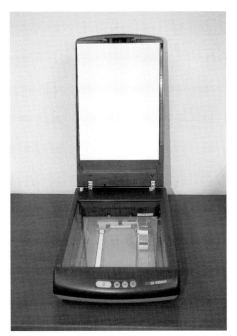

図8 フラットベッドスキャナ

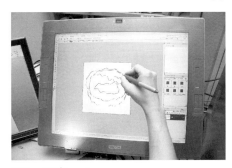

図9 タブレット

　トラックボールは，ちょうどボール式マウスを上下反転させたような装置で，固定した本体上にあるボールを指で任意の方向に回転させることでマウスカーソルの移動を操作できる．

　マウスやトラックボールが登場する以前は，コンピュータへのデータ入力や命令は主にキーボードを使って行っていたが，マウスの登場により誰もが簡単にコンピュータの操作が行えるようになった．

3) スキャナ（scanner）

　スキャナとは紙面の図や写真などを読み取り，画像情報として入力する装置である．コピー機の読み取り部分と同じ原理で，読み取り対象に光を当て，反射光をイメージセンサで読み取り，これを画像として取り込む．画像情報は点の集合で表現され，一定面積当たりの点の数が多いほど細かい部分まで表すことができる．これを解像度といい，長さ1インチ当たりの点の数をdpi（dots per inch）という単位で表す．

　スキャナには，ガラス面に原稿を固定して下から照射した光を動かすフラットベッドスキャナ（図8）や，スキャナ自身を手で操作して読み取るハンディスキャナ，写真用のフィルムを読み取るフィルムスキャナなどがある．

4) タブレット（tablet）

　タブレットとはセンサを内蔵した平面パネルをペン型の装置でなぞることで，座標情報を入力する装置である．直線や円のような決められた線ではなく，任意の曲線を描く場合に有効である（図9）．タブレットを使うことにより，マウスでは表現しづらい曲がりくねった線や滑らかな線も，ペンを使って紙に書くような感覚で入力することができる．

a) バーコード

9784780904130

b) QRコード

図10　バーコードとQRコード

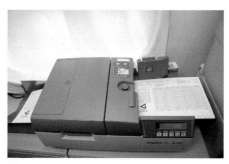

図11　OMR

5) タッチパネル（touch panel）

　　タッチパネルはタブレットと似た装置であるが，ディスプレイ上を触れることにより座標情報を入力することができる．画面を指で直接触ることが多いため，直感的に操作を行うことができ，ノートパソコンや銀行のATM（automated teller machine）などで利用されている．指や専用のペンで押した場所を特定する方法として，圧力の変化を感知する感圧式と静電気による変化を感知する静電式がある．

6) バーコードリーダ（barcode reader, barcode scanner）

　　情報を何本かの線の集まりでコード化して表現したものをバーコードという．コード化はそれぞれの規格によって異なるが，数値や文字をしま模様になった線の太さによって表す．商品などにあらかじめコード化した情報が印刷されていて，その情報の読み取りに際してはレーザ光をバーコードに照射し，反射光を検知して白と黒に2値化した情報として取り出し，コンピュータに入力する．また，バーコード情報に対応するデータをあらかじめコンピュータ内に入力しておくことで，コードに対応したさまざまな情報を呼び出すことができる．医療機器や採血用試験管などの管理でもよく利用されている．

　　一次元的なコードではなく，二次元的にコード化することで情報量を増やした二次元コード［QR（quick response）コード］も広く使われるようになり，携帯電話のカメラに搭載された読み取り機能を使って簡単に情報を呼び出すこともできる（図10）．

7) OMR（optical mark reader）

　　OMRは「光学式マーク読み取り装置」といい，一般にはマークシートリーダと呼ばれている（図11）．選択肢の記入欄を鉛筆などで塗りつぶした紙をOMRで読み取り，位置情報から対応した情報をコンピュータに入力する．この原理は，マークシートに光を照射し，塗りつぶした部分とそうでない部分の反射率の違いから位置情報を取得するというものである．あらかじめ選択肢が決められている場合などに利用され，短時間に多くの情報を得ることができる．病院内では検査項目の選択でマークシートが利用されることがあり，1分当たり数十枚〜数百枚の処理を正確に行うことができる．

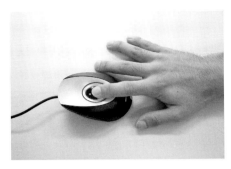

図12　生体認証装置
図は指紋認証装置の例.

8) OCR（optical character reader）

　OCRは「光学式文字読み取り装置」といい，手書き（または印刷）された文字を光学的に読み取り，コンピュータ内に記憶された文字パターンと照合し，文字情報として入力する装置である．ただし，手書き文字には個人的な癖が多いため，丁寧に記入された文字でなければ正確に読み取ることができない．近年，コンピュータの高速化により読みにくい文字に対しても認識率が向上しているが，人の目による認識に比べると完全なものとはいえず，まだまだ改良の余地は多い．

9) 生体認証装置

　個人を特定するためにパスワード方式がよく用いられるが，パスワードを知っているのが本人だけであるとは限らない．またパスワードの漏洩などの危険もあり，本人確認のための認証としては不備が多い．このため，本人以外に同じ特徴をもつ人がいない生体情報を利用した生体認証が脚光を浴びている．生体情報として指紋や静脈の形状，目の虹彩などを利用した生体認証装置が開発され実用化に至っている（図12）．

　医療の現場でも情報処理のシステム化が進み，患者情報などはコンピュータで管理することが多くなっている．しかし，便利になった一方で，コンピュータを扱うことができれば誰でも情報の閲覧や変更が可能になる．そのため情報の開示に関しては，特定の個人だけに情報を提示できるようセキュリティ管理を厳重に行う必要があり，個人情報の管理に関するこの分野の開発が進められている．

　以上のほかに，音声を取り込むマイクや，レンズに入ってきた画像を静止画や動画として取り込むカメラ，アナログ情報をディジタル情報に変換して入力するA/Dコンバータ（「第3章　コンピュータと情報」の「2. アナログ情報とディジタル情報」を参照）などがある．

3-2　出力装置

　コンピュータ内に記憶されたデータや入力された情報などを人が認識できる形で表現する装置を出力装置という．人間では手足による動作や声などが該当する．

1) ディスプレイ（display）

　ディスプレイとはコンピュータ内のデータを画面に表示する装置で，モニタともいう．ブラウン管を利用したものをCRT（cathode ray tube）ディスプレイ，液晶を利用したものをLCD（liquid crystal display）という（図13）．カラー表示に際してはどの方式も光の3原色である赤，緑，青の組み合わせによりさまざまな色を表示

a) CRT

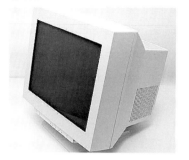

b) LCD

図13　ディスプレイ

a) インクジェットプリンタ

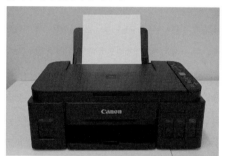

b) レーザプリンタ

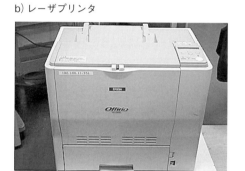

図14　プリンタ

する．例えば，それぞれの色に対応した画素の明るさを256段階（8ビット）とすると，1つの画素（ピクセル）について24ビットの色情報をもたせることになり，最大で16,777,216色を表示できる．最近のディスプレイは液晶ディスプレイが主流であり，薄型テレビと同様に16：10のアスペクト比[注1]をもつ製品が多くなっている．また，画像の表示方法が異なるそのほかの方式には，プラズマディスプレイやEL（electro luminescence）ディスプレイなどがある．

2）プリンタ（printer）

　　プリンタとはコンピュータで作成した文字データや画像データを紙に出力する装置である．インクを粒子状にして吹き付けて印刷を行うインクジェットプリンタや，静電気を用いトナーを付着させて印刷を行うレーザプリンタ，インクリボンを打ち付けて印刷を行うインパクトプリンタなどがある（図14）．

3）プロッタ（plotter）

　　プロッタは製図などを紙に出力する装置で，プリンタはインクを用いて描画するが，プロッタはペンを使って線画する．プリンタと比べてにじみがなく，表現しにくい細い線や複雑な描写が可能であるため設計図などを出力するのに用いられる．

注1　アスペクト比：長辺と短辺の比のこと．

そのほかに，大型スクリーンに投影して表示を行うプロジェクタ（projector）や音声を出力するスピーカ（speaker）などもよく使われる出力装置である．

3-3　記憶装置

記憶装置は入力装置により入力されたデータや計算結果などを記憶する装置で，コンピュータの動作時に必ず使われる主記憶装置と，大量のデータを一時的に記憶したり，アプリケーションソフトやデータをあらかじめ格納しておく補助記憶装置に大別される．主記憶装置はRAM（random access memory）とROM（read only memory）に大別される．

1）主記憶装置

① RAM

RAMはデータの読み出し，書き込みが可能な半導体メモリで，電源を切ると記憶されたデータが消去されてしまうため「揮発性メモリ」とも呼ばれる．RAMは更にDRAM（dynamic RAM）とSRAM（static RAM）に分類される．

DRAMは主にプログラム実行のためのメインメモリに利用され，コンデンサに蓄えた電荷により情報を記憶するが，電荷は時間とともに放電して減少するので，記憶内容を保持するために一定時間ごとに再書き込みをする必要がある（図15）．これに対してSRAMは非常に高速なメモリで，フリップフロップ回路（「6-3　順序回路とフリップフロップ回路」を参照）を用いてデータを記憶するため再書き込みの必要はない．DRAMと比較して回路が複雑で高価なので，小容量で機能するCPU（central processing unit）内部のレジスタや一時的なデータ保存用のキャッシュメモリとして利用される．

② ROM

ROMはデータの読み出し専用の半導体メモリで，記憶している情報は電源を切っても消えずに残る．このため「不揮発性メモリ」とも呼ばれる．一部のROMでは一括消去や書き込みができるものもある．

音楽CDやゲームソフトのようにあらかじめ書き込まれているデータのみ読み出し可能で，消去や書き換えができない厳密な意味でのROMをマスクROM（mask ROM）という．ROMは製造時点では何も記憶されていないが，一度書き込みを行うと，ROM内部の配線を切断して二度と書き込みができなくなるROMをPROM（programmable ROM）という．また，一定回数に限ってデータの書き込みと消去ができるように作られているROMをEPROM（erasable PROM）という．紫外線照

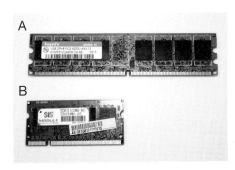

図15　DRAM
A：デスクトップパソコン用
B：ノートパソコン用

表6　各種メモリの分類

記憶装置	RAM	DRAM	主にメインメモリに利用
		SRAM	レジスタやキャッシュメモリに利用
	ROM	マスクROM	製造時に書き込まれたデータのみ読み出し可能
		PROM	一度しか書き込みができない
		EPROM（UV-EPROM）	紫外線照射によりデータの消去が可能
		EEPROM	電気的にデータの消去が可能

射により記憶を消去するUV-EPROM（ultraviolet EPROM）の場合，記憶の消去には専用の装置が必要である．EEPROM（electrically EPROM）の場合は電気的にデータの記憶と消去を行うことができるので，取り扱いが簡単である．このようなメモリを記憶の洗い流し（flush）という意味でフラッシュメモリとも呼ぶ．

　各種メモリを分類して**表6**に示す．

2）補助記憶装置

　主記憶装置は一般的に電源を切るとデータが消えてしまうので，長期保存をすることができない．また，記憶内容を直接ほかのコンピュータへ移動したり，配布することはできない．データの記憶に関して，主記憶装置を助ける役目を行うのが補助記憶装置である．補助記憶装置は必要に応じてコンピュータとつなげ，使うデータだけを主記憶装置内のRAMに移動して処理が行われる．必要となるアプリケーションやデータ，ファイルなどを記憶しておくために使われるが，コンピュータの主記憶装置の能力を超えた記憶容量が必要なときにも一時的な記憶装置として使われることがある．

　補助記憶装置の容量には制限がないが，最近では音楽や動画のようなマルチメディアデータの大容量化に伴い，保存容量の増加と信頼性の向上が著しい．補助記憶装置には既に陳腐化したものを含めれば実にさまざまな記憶媒体が存在する．それぞれの記憶媒体では，ディジタルデータを磁気のNとS，レーザ反射光の有無，半導体の電位のHとLなどを用いて2値化して記憶を行っている．

●磁気ディスク装置の構造

　磁気ディスクは磁性体を塗布したディスクを何枚か重ねた構造で，これをスピンドルモータにより回転させて，アクセスアームで磁気の方向を検出することでデータが読み取れる．また，磁気の方向を変えれば，データの書き込みが行える．磁気ディスクを何枚も重ねて円筒状に並べたものをシリンダといい，データの読み書きは1枚のディスクだけに行われるのではなく，シリンダを構成しているすべての磁気ディスクに対して同時に行われる．磁気ディスクは同心円状に分割されたトラックと呼ばれるエリアに分割される．内側のトラックより外側のトラックのほうがより多くのデータを記録できるようにみえるが，外側のトラックの記録密度は内側に比べ低いのですべてのトラックの記憶容量は同じである．

　トラックは，更に放射状に等分したセクタと呼ばれる単位によって区切られており，磁気ディスクへの記録はセクタ単位で行われている．最近では，トラックをいくつかのゾーンに分けて内側と外側でセクタ数を変化させて記録密度を一定

に保ち，その結果，外側のトラックほどセクタ数が多くなり速くアクセスできる
ゾーンビット記憶方式が使われることが増えている（図16）.

　記録方法としては，セクタ方式とバリアブル方式とがある．セクタ方式とはデー
タの読み書きをセクタ単位で行う方法で，大きなデータは複数のセクタにまたが
り記憶することができるが，小さなデータの場合には1つのセクタに複数のデータ
を記憶させることができないので，空いた領域が利用できずに残ってしまう．こ
れに対して，バリアブル方式ではセクタ方式では利用できない領域を効率的に使
用するため，データをブロック単位で扱い1つのトラックに複数のブロックを記録
させることができるという利点があり，最近ではこの方式のほうが多く使われて
いる.

● 光ディスク装置の構造

　光ディスク装置とはレーザ光の反射によりデータを読み書きするものである.
光ディスクはいくつかの層が重なった構造になっていて，データ記録を行う反射
層に平坦部分（ランド）と凹んだ部分（ピット）がある．光ディスクにレーザ光を照
射すると，ランド部分で反射した光はレンズを通り受光部に届くが，ピット部分
では反射光が拡散して受光部に届かないため反射率の違いが生じ，これによりデー
タを2値化して表現する仕組みになっている．ランドやピットの長さはメディアに
よって異なり，最小ピット長やトラックピッチが短いほど大容量のデータを記録
することができる．光ディスクは磁気ディスクとデータの記録構造が異なり，ら
せん状にデータを記録するが，光ディスクの内側も外側もセクタの容量は同一で
ある（図17）.

① フロッピーディスク（FD：floppy diskまたはflexible disk）

　フロッピーディスクでは，薄く柔らかい1枚の磁気ディスクを回転させ，この上
に磁気情報として記憶する．フィルムの回転に伴う摩擦により，データを読み書
きする速度には限界があり，また容量も小さい．しかし，大量生産の結果極めて
安価に提供できたため，かつてのパーソナルコンピュータでは標準的な記憶媒体
として広く普及した．円盤を保護するジャケットには紙やプラスチックを利用し

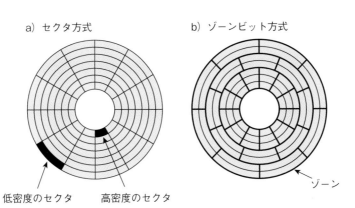

a) セクタ方式　　　　　b) ゾーンビット方式

低密度のセクタ　　　高密度のセクタ
いずれのセクタでも容量は同じ

ゾーン

図16　磁気ディスクのデータ構造

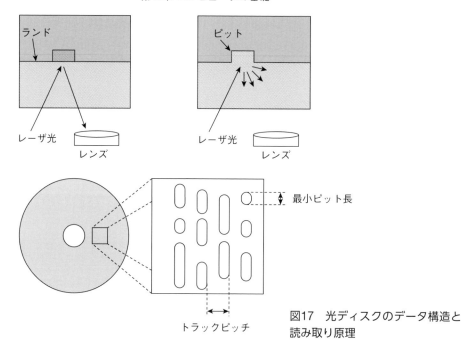

図17　光ディスクのデータ構造と
読み取り原理

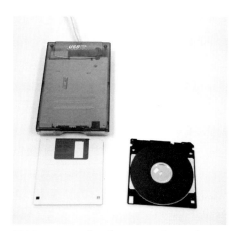

図18　フロッピーディスクとドライブ
ドライブにはディスク回転のためのモータと
読み書き用の磁気ヘッドが設けられている.

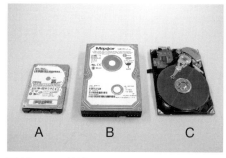

図19　ハードディスク
A:2.5インチハードディスク
B:3.5インチハードディスク
C:3.5インチハードディスクの内部構造

ていることが多く，外部からの磁気の影響によりデータが壊れてしまうこともあ
るため，データの長期保存には注意が必要である（図18）.

② ハードディスク（hard disk）

　金属のディスクを何枚か重ね合わせた構造のハードディスクは，モータにより
5000rpm[注2]（毎分5000回転）以上の高速で回転させ，アクセスアームを接近させて
データを読み書きする補助記憶装置である（図19）. 大容量のデータを記録でき，
OS（operating system）やアプリケーションなどを保存するのに適しているので，ほ

注2　rpm（rotation per minute）:1分間当たりの回転数のこと.

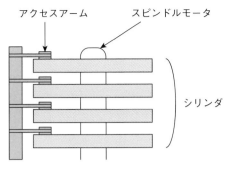

アクセスアーム　　スピンドルモータ

シリンダ

横から見た図

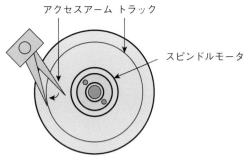

アクセスアーム　トラック

スピンドルモータ

上から見た図

図20　ハードディスクの内部構造（立面と平面）

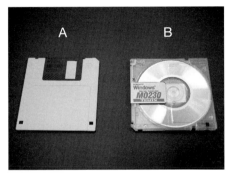

A　　　　　　B

図21　光磁気ディスク
A：フロッピーディスク
B：光磁気ディスク

とんどのコンピュータに搭載されている．ヘッドとディスクの間にはごくわずか
な隙間があるが，強い衝撃が加わるとヘッドがディスクに接触し，傷が付いて読
めなくなることがある．また，高速で動作させるため，発熱や消費電力が大きい
という欠点もある（図20）．

　複数のハードディスクを単一のドライブのように扱うRAID（redundant arrays of
Inexpensive disks）という技術がある．データの書き込みを変えることで，高速化
や冗長性を高めることが可能となり，サーバやネットワークディスクなどに利用
されている．RAIDレベルと呼ばれるデータの記録方式によりいくつかの方式があ
り，それぞれ高速性や耐障害性が異なる．代表的なものにRAID0（ストライピング），
RAID1（ミラーリング），RAID5（分散データガーディング），RAID10（ミラーリン
グ+ストライピング）などがある．

③ SSD（Solid State Drive）

　フラッシュメモリを使用した装置で，ハードディスクのようにOSやアプリケー
ションを保存するのに用いられる装置である．ハードディスクと違い，モータな
どの機械的な部品がないので，衝撃に強く，データの読み書きの速度は一般的に
速い．また，消費電力や発熱が小さく，動作音もほとんどないので，ノートパソ
コンなどのモバイル機器に向いている．

④ 磁気テープ

　磁気テープとは磁性体を塗布した帯状のフィルムをカセットに収納したもので，読み書きのスピードは速くないが，容量当たりの価格が安く，サーバに保存されているデータのバックアップや長期保存用の大容量メディアとして利用されることが多い．

⑤ 光磁気ディスク（MO：magneto-optical disk）

　MOはレーザ光と磁気を利用して読み書きを行う装置で，データ自体は磁気を利用して記憶される（図21）．磁性体をもつ記録層が特殊な膜で覆われていて，常温では外部の磁気の変化が影響しにくい状態になっている．データの書き込みの際に，連続的にレーザ光を照射して記録層の温度を200℃（キュリー点[注3]）に上昇させると記録層の磁化が弱まり，外からの磁力の影響を受けやすくなる．この状態で磁気を変化させることでデータの記録を行う．

　データを読み出す場合は，書き込み時よりも弱いレーザ光を照射し，磁気の向きによる反射光の違いを読み取る．MOはフロッピーディスクとほぼ同じ大きさで，取り扱いも似ていることから広く普及したが，CDやDVD（degital versatile disc）などのメディアが普及したため，現在ではあまり利用されなくなっている．

⑥ CD

　CDは直径12cmほどのプラスチックの円盤で，780nmのレーザ光の反射によってデータを読み取る．読み込み専用のCDをCD-ROMといい，消去や追記を行うことはできない．1回だけ書き込み可能なディスクをCD-R（CD recordable）といい，何度でも消去や書き換えが可能なものをCD-RW（CD rewritable）という．1枚当たりに記憶できる容量は約700MB程度で，データは円盤の内側から外側に向かって渦巻き状に記録される．音楽用CDやデータ用などに幅広く利用されている．

⑦ DVD

　DVDはCDと同じサイズであるが記憶容量は1枚当たり約5〜17GBとはるかに多くのデータを記憶することができる（図22）．また，650nmとCDよりも波長の短いレーザ光線を使い，ビット長を短くすることや記録層を2層（double layer）にす

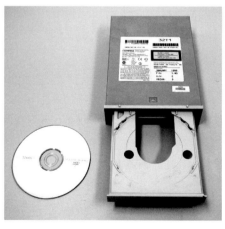

図22　DVDディスクとドライブ

ることで，より大量のデータを扱うことができる．CDと同様にROMやR，RWなどのほか，DVD-RAMと呼ばれる読み書き両用のデータ保存に利用されるものもある．

⑧ ブルーレイ（Blu-ray）

　近年のテレビ画像のディジタル放送化に伴い，DVDでは標準的な番組を1枚に記憶することができず，容量が足りなくなってきた．そこで登場したのがブルーレイと呼ばれるメディアで，DVDと同様の大きさで，25〜50GBのデータを記憶することができる．405nmの青紫色半導体レーザ光を用いることで，DVDに比べトラックピッチ長やビット長を更に縮小し，記録密度を高めている．

　CDやDVDと同様のサイズであるので，ブルーレイを読み込める装置ではCDやDVDにも互換性が保たれるように作られている．将来的には200GB以上の大容量化も可能なメディアといわれている．

⑨ フラッシュメモリ

　USB（universal serial bus）メモリやSD（secure digital）カードなどのフラッシュメモリは半導体を利用したEEPROMの一種で，データを電気的な情報に変換して記憶する．電気的な情報は半導体内に閉じ込めてしまうため，電源を切ってもデータが消えないので不揮発性のメモリである．小型で保存容量も大きいので，コンピュータだけでなくディジタルカメラや音楽プレーヤーのメモリとしても用いられる（図23）．

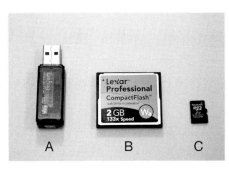

図23　フラッシュメモリ
A：USBメモリ
B：コンパクトフラッシュ
C：マイクロSDカード

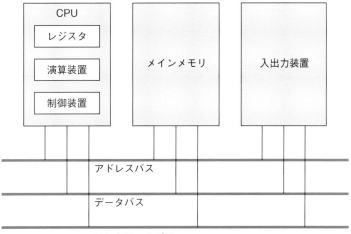

図24　バスの仕組み

3-4　演算装置

　演算装置は記憶されたデータや入力されたデータを演算するための装置である．この部分で同時に扱えるデータの数や処理速度などの基本的な能力が，CPUの性能を決定する重要な要素となる．膨大な数の各種論理素子の組み合わせで構成されている．

3-5　制御装置

　制御装置は入力装置や出力装置などを制御するための装置でCPU内にある．各装置へ命令やデータを転送するための信号線をバスという．

　バスにはアドレスバスとデータバス，コントロールバスの3種類があり，それぞれ異なった役割をもっている（図24）．メインメモリには記憶場所であるセルが多く存在し，1つひとつのセルを認識するためにアドレスが付加されている．アドレスバスとはメモリの書き込み場所や読み出し場所のアドレス情報を転送するために使用される．データバスとはアドレスバスによって指定されたセルからデータを転送するための信号線である．

　アドレスバスとデータバスの数は，16ビットのCPUで16本，32ビットであれば32本のバスを同時に利用することができ，ビット数が増えるほど同時に扱える数が増えるので，処理能力を上げることができる．

　コントロールバスは，アドレスバスやデータバスがデータをやりとりするときのタイミングを計るための信号線である．

　コンピュータには基本構成で必要な，「入力，出力，記憶，演算，制御」の5大装置以外に，必要に応じてさまざまな装置が接続される．例えば，ネットワークを利用してほかの機器と通信を行うためにモデムやターミナルアダプタ（TA：terminal adapter）を利用したり，接続端子を増やすためのハブ（hub）などが接続される．

4.　CPUの働き

　CPUは中央演算処理装置ともいわれ，5大装置のうち，記憶装置，演算装置，制御装置が1つのチップに搭載されたものである．CPUは入力装置や補助記憶装置からの情報を記憶し，演算処理を行い，その結果を出力装置で人が理解できる形で出力するという一連の動作を制御する．人体でいうならば脳の役割をしている（図25）．

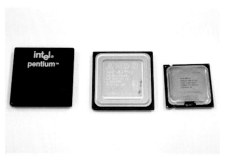

図25　CPU

CPUは機械語という2進数で記述されたプログラムを理解することができる．プログラムとは命令を処理の順番に並べたもので，CPUはこの命令を逐次実行することで与えられた仕事を行う．プログラムの基本的な実行手順は，

① 主記憶装置からプログラムの命令を順に読み込む（フェッチ）．

② 読み込んだ命令を解読する（デコード）．

③ 命令を実行する（エグゼキュート）．

であり，①～③の手順をプログラムが終了するまで，一定間隔で繰り返す．この間隔はクロックジェネレータという基本周波数の発生回路から作られ，その周波数あるいはその半分の動作間隔で処理を実行する．処理の行われる周波数をクロック周波数といい，1秒間当たりの処理回数（単位はHz）として表現される．したがって，クロック周波数が大きいほど高速に処理を行うことができる．また，一度に何ビットのデータを処理できるかということも演算処理速度を考えるうえで重要である．使用されるバスのビット数はCPUの設計によって異なる．パーソナルコンピュータに使用されているCPUは32ビットもしくは64ビットが主流である．

通常，命令の処理方法は1つの命令に対して「フェッチ→デコード→エグゼキュート」の各工程を順番に実行するが，これらすべての工程が終わるまで待ってから次の処理を行わないと効率が非常に悪い．そこで，命令ごとに処理の各工程を流れ作業のように次々と行って，複数の命令処理を短時間で実行するパイプライン処理という方法で高速化が図られている．

5. 入出力インタフェース

コンピュータに接続される入力装置や出力装置，補助記憶装置などをまとめて周辺機器といい，コンピュータと有線もしくは無線で接続してデータのやりとりを行う．このとき，それぞれの機器で端子の形状やピン数，転送方法などの規格を一致させる必要がある．

これらの規格を入出力インタフェースという．主な規格として，データを1ビットずつ順番に転送するシリアル転送方式と，複数ビットを一度に転送するパラレル転送方式とがある．実際のデータ転送に当たっては非常に多くの種類があるので，策定された規格に合致していることの確認が不可欠である．

データの転送速度は非常に高速なので，ある程度の確率で転送エラーが発生する．そのたびにエラーが発生しては困るため，誤りの検出が必要になる．パリティチェックは誤り検出の1つの方法である．パリティとは奇数，偶数という意味で，パリティチェックは2進数のデータである0または1の数が奇数個なのか偶数個なのかを確認して誤りを検出する方法である．送信側でデータを一定量で区切り，その中に例えば1が奇数個であれば1を加えて偶数にし，偶数個であれば0を加えて偶数を維持するようにして，常に1が偶数個の状態で転送を行う．受信側ではデータとして区切られた範囲に1が偶数個あるかどうかを確認し，もし奇数であればそのデータ範囲に誤りがあることが確認できるので，データの再送信を要求してデー

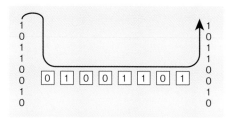

図26　シリアルデータ転送

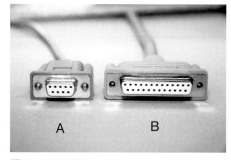

図27　RS-232C
A：D-Sub 9ピン
B：D-Sub 25ピン

タの修正を行うことができる．ただしこの方法には限界があり，データ範囲内に複数の誤りがある場合には確認できないこともある．

5-1　シリアル転送方式

　シリアル転送方式は1本の信号線でデータを1ビットずつ連続して転送する方式で，データの取り扱いが容易で，ノイズに強く最大到達距離が長いという特徴がある．通常，装置内での転送はパラレル方式，外部装置とのデータ転送にはシリアル転送方式がよく用いられる．この方法では送信側でパラレルデータをシリアルに並べ替え，受信側でパラレルに戻す作業を行う必要があるが，転送速度が非常に高速であり，接続用の線が細くて済むので外部機器との接続に利用されている（図26）．

シリアル転送方式には以下のような種類がある．

1）RS（Recommended Standard）-232C

　RS-232Cは，モデムやTAなどを利用した電話回線との通信や医療機器，コンピュータ同士を接続する場合に用いられてきた．かつては標準的な通信手段であったが，通信速度が9600〜115,200bps[注4]程度と遅く，現在のコンピュータではほとんど搭載していない．一方，取り扱いが容易なので，計測機器との接続には現在でも利用されている．

　コネクタの形状にはD-sub 9ピンとD-sub 25ピンの2種類がある（図27）．

2）IrDA（Infrared Data Association）

　1m以内の近距離での通信には，赤外線を利用したIrDAなどの無線がよく利用される．途中に遮蔽物があると転送できないという欠点はあるが，ケーブルが不要で取り扱いが容易である．通信速度は10kbpsと非常に低速なので，携帯電話やモバイルデバイスなど比較的容量の少ないデータの転送に使われている．

3）USB

　1996年に公開されたインタフェースの規格で，現在USB1.1〜USB4までが利用されている．転送速度はUSB1.1では最高12Mbpsで，キーボードなどの転送速

注4　bps（bits per second）：1秒当たりに転送できるbit数のこと．

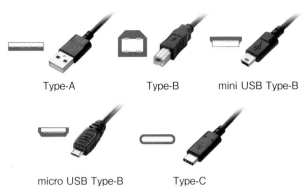

図28　USBコネクタ
https://www.pro.logitec.co.jp/about_hdd/hddssd/20190426
ロジテックINAソリューションズ株式会社より提供

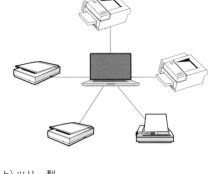

a) スター型

b) ツリー型

図29　スター型(a)とツリー型(b)の構成図

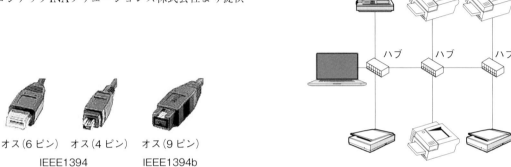

オス(6 ピン)　オス(4 ピン)　オス(9 ピン)
　IEEE1394　　　　　　　IEEE1394b

図30　IEEE1394

度が遅い装置などに利用されている．USB2.0では転送速度が480Mbpsに高速化され，プリンタやスキャナなどの装置の接続に用いられる．最近では，ハードディスクやSSD，フラッシュメモリ，外部モニタへの出力など大容量のデータを扱うことが日常的になったことで，USB3.0以降のインターフェースを使うことが増えている．USB3.0は5Gbps，USB3.1は10Gbps，USB3.2は20Gbps，USB4では40Gbpsのデータ転送速度となっている．

　コネクタの形状は，Type-AからType-Cまでの3種類で，これらにミニやマイクロなどの形状が加わり，多くの種類が存在する（図28）．機器の接続が限定されている場合には専用の形状が使われることもある．USBの大きな特徴として，コンピュータの電源が入った状態でも周辺機器の取り外しが行えるhot plugの機能や，接続時にOSが自動的に設定作業を行うPlug and Playという機能があり，これらの利便性がUSB接続機器を簡単に扱うことができる要因となっている．また，1台のコンピュータに最大127台もの機器を同時に接続することができる．USBの接続方法は1つの端子に1台ずつ接続をするスター型や，ハブ（hub）という結束装置を利用して端子を増やし，次々と接続をするツリー型などの方法がある（図29）．

4) IEEE（Institute of Electrical and Electronics Engineers）1394

　IEEE1394はUSBと同様高速で転送できるインタフェースで，最大63台まで機器を接続可能である．i.Link，FireWire，DV（Digital Video）端子などとも呼ばれる．

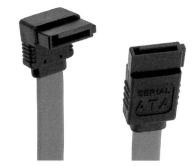

図31　Serial ATA（メス側）

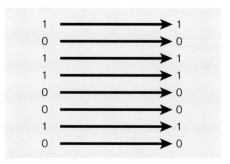

図32　パラレルデータ転送

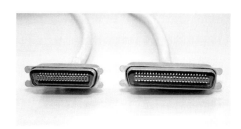

図33　セントロニクスのコネクタ（36ピンと50ピン）

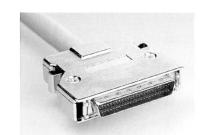

図34　SCSIのコネクタ（ハーフピッチ50ピン）

主 にIEEE1394，IEEE1394bの2種 類 が 利 用 さ れ，転 送 速 度 はIEEE1394が400Mbps，IEEE1394bは800Mbpsと 高速転送が可能である（**図30**）．コンピュータと周辺機器との接続だけでなく，ディジタル機器同士の接続としても利用され，USB同様にホットプラグやプラグアンドプレイに対応している．接続方法はUSBと同様，スター型やツリー型のほか，ケーブルによって機器を順番に接続するデイジーチェーン方式が利用できる．

5)　Serial ATA（AT attachment）

　　Serial ATAは主にコンピュータ内部に接続される補助記憶装置に用いられる．かつてのコンピュータではコンピュータ内部に置かれた補助記憶装置はIDE（integrated device electronics, 後述）というパラレル転送方式で接続されていたが，転送速度の限界や設定の煩雑さなどから次第にSerial ATAが使われるようになった．Serial ATAはIDEと比較してケーブルが細く，コンピュータ内部での取り回しが容易になり，転送速度も最大3Gbpsと非常に高速でデータ転送することができる（**図31**）．

5-2　パラレル転送方式

　　パラレル転送方式は複数の信号線を用いてデータをまとめて転送する方式で，シリアル転送方式と比較して効率的に転送できるようにみえるが，パラレル方式はデータを同時に送信したときにケーブルの長さやノイズなどが原因となって到達時間に誤差が生じることがある．更に，信号線が増えるためケーブルが太くなり，取り回しが複雑になるという点から，転送距離が短い装置内部でのデータ転送に利用されることが多い（**図32**）．

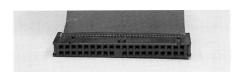

図35　IDEコネクタ(メス側)

1) セントロニクス

セントロニクスは主にプリンタを接続するのに用いられ，一度に8ビットずつデータを転送できる（図33）．しかし，コネクタが大変大きいこと，転送速度が遅いことに加え，新しい方式の利便性が増してきたことが原因となり，ほとんど利用されなくなった．現在のプリンタの接続はUSB接続が主流となっている．

2) SCSI (small computer system interface)

SCSIはハードディスクなどの高速転送が必要な機器の接続に用いられ，デイジーチェーン方式による接続が採用されている（図34）．高速化を図るためにさまざまな規格が策定されたがホットプラグなどに対応するのが遅れ，大部分は取り扱いの容易なUSBに取って代わられた．

3) IDE，EIDE (enhanced integrated drive electronics)

IDE，EIDEは内蔵型ハードディスクなどの補助記憶装置に利用される．多くのコンピュータでは2つの端子をもち，1つの端子にそれぞれ2台の機器が接続できるので最大4台の機器を接続することができる．ただし，接続の状態を初めに設定しておく必要があることに加えケーブル幅が広く，狭いコンピュータ内部での配線が煩雑になりやすい．最近は，より高速で設定が容易なSerial ATAに移行している（図35）．

4) GP-IB (general purpose interface bus)

GP-IBは主に各種計測機器を接続するために規格化された，データ転送の信頼性が高いインタフェースである．かつてはほとんどの計測機器で使用されていたが，転送速度が遅く，制御が複雑で制限が多いことから今ではほとんど使われていない．

6. 論理回路

コンピュータで扱うことができるデータは，1本の信号線に対して電気が流れているか，流れていないか（あるいは電圧が高いか，低いか）の状態を1または0として表現し，この集合をデータとして扱っている．このため，CPU内部で計算を行うときも，入力は1または0で，結果も1または0で出力されることになる．

1と0からなるデータを計算する基本的な回路を論理回路という．代表的な論理回路にNOT回路，OR回路，AND回路があり，基本的にはこの3つの回路を組み合わせてすべてのデータを計算している．これらの回路のほかにもNOR回路，NAND回路，EOR回路などがあるが，NOT回路，OR回路，AND回路の組み合わせで実行される．

6-1　論理式とブール代数

論理回路を記号で表現する場合，米軍の規格であるMIL（Military Standard）の記号が用いられる．また，演算結果を集合の相互関係で表したベン図で表現される

こともある．回路の入出力を表で表したものを真理値表といい，式で表現したものを論理式という．

以下に基本法則を論理式で表す．各論理式内のA，B，Cはそれぞれ0か1の値をとり，和を「＋」，積を「・」，否定を「￣」で表現している．

論理式の理解にはブール代数を理解している必要があるので，以下にブール代数の基本的な式を紹介する．

1) ブール代数の基本

① 交換則

和・積に対して入力を入れ替えても同じ結果になる．

$A + B = B + A$

$A \cdot B = B \cdot A$

② 結合則

演算の順序を入れ替えても同じ結果になる．

$A + (B + C) = (A + B) + C$

$A \cdot (B \cdot C) = (A \cdot B) \cdot C$

③ 吸収則

出力が入力の一方に吸収される結果になる．式を簡単にする場合に用いられる．

$\left. \begin{array}{l} A \cdot (A + B) = A \\ A + (A \cdot B) = A \end{array} \right\}$ Bが0でも1でもAと同じ値が結果となる．

$0 + A = A$

$1 + A = 1$

$0 \cdot A = 0$

$1 \cdot A = A$

④ 二重否定

ある値を2回否定すると元の値に戻る．

$\overline{\overline{A}} = A$

⑤ 同一則

同一の値の和や積の結果はその値になる．

$A + A = A$

$A \cdot A = A$

⑥ 分配則

入力の一方を他方に分配する．

$A \cdot (B + C) = A \cdot B + A \cdot C$

$A + B \cdot C = (A + B) \cdot (A + C)$

● 注釈

$(A + B) \cdot (A + C)$

$= A \cdot A + A \cdot B + A \cdot C + B \cdot C$

$= A + A \cdot B + A \cdot C + B \cdot C$

$= A \cdot (1 + B + C) + B \cdot C$

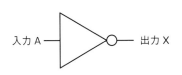

図36　NOT回路

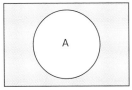

表7　NOT回路

入力A	出力X
0	1
1	0

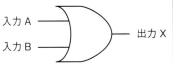

図37　OR回路

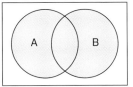

表8　OR回路

入力A	入力B	出力X
0	0	0
0	1	1
1	0	1
1	1	1

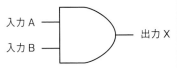

図38　AND回路

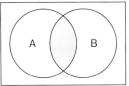

表9　AND回路

入力A	入力B	出力X
0	0	0
0	1	0
1	0	0
1	1	1

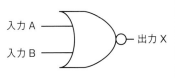

図39　NOR回路

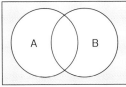

表10　NOR回路

入力A	入力B	出力X
0	0	1
0	1	0
1	0	0
1	1	0

$$= A + B \cdot C$$

（　　）内はBやCが1でも0でも1になる.

⑦ ド・モルガンの定理

　論理式を変形するときに用いられ, 和の否定が積に, 積の否定が和に置き換わる.

$$\overline{A + B} = \overline{A} \cdot \overline{B}$$

$$\overline{A + B} = \overline{A} + \overline{B}$$

2) 論理回路の種類

① NOT回路（否定回路）

　NOT回路は1入力1出力の回路で, 入力された情報を反転して出力する. 入力が1であれば出力が0になる（**図36**, **表7**）.

② OR回路（論理和回路）

　OR回路は複数入力1出力の回路で, 入力の値を足したとき, 0でなければ1を出力する回路で, 入力に1つでも1があれば出力は1になる（**図37**, **表8**）.

③ AND回路（論理積回路）

　AND回路は複数入力1出力の回路で, 入力の値をすべて掛け合わせた結果を出

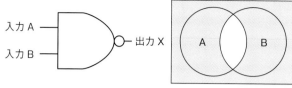

図40　NAND回路

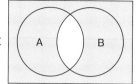

表11　NAND回路

入力A	入力B	出力X
0	0	1
0	1	1
1	0	1
1	1	0

図41　EOR回路

表12　EOR回路

入力A	入力B	出力X
0	0	0
0	1	1
1	0	1
1	1	0

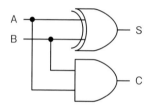

図42　半加算回路

表13　半加算回路

入力A	入力B	和S	繰り上がりC
0	0	0	0
0	1	1	0
1	0	1	0
1	1	0	1

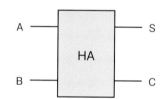

図43　半加算回路のブロック図

力する．すなわち入力信号がすべて1のときのみ出力が1になる（**図38**，**表9**）．

④ NOR回路（否定論理和）

　NOR回路はOR回路にNOT回路を加えた論理回路で，OR回路の結果を反転して出力をする（**図39**，**表10**）．

⑤ NAND回路（否定論理積）

　NAND回路はAND回路にNOT回路を加えた論理回路で，AND回路の結果を反転して出力をする（**図40**，**表11**）．

⑥ EOR回路（排他的論理和）

　EOR回路はエクスクルーシブOR回路といい，XORと書かれることもある．2つの入力値が異なるとき，出力が1になる回路で，AND回路などを複数組み合わせることにより作成することもできる（**図41**，**表12**）．

6-2　演算回路

　演算回路とは2進数に対してさまざまな演算処理を行うための回路である．論理回路を使うことによりさまざまな演算を行うことができる．例えば2進数1桁の足

表14　全加算回路

入力A	入力B	繰り上がり入力Cin	和S	繰り上がりC
0	0	0	0	0
0	0	1	1	0
0	1	0	1	0
0	1	1	0	1
1	0	0	1	0
1	0	1	0	1
1	1	0	0	1
1	1	1	1	1

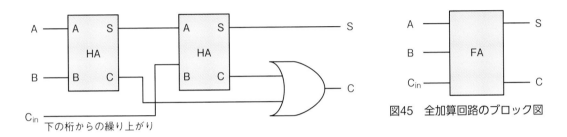

図44　全加算回路

図45　全加算回路のブロック図

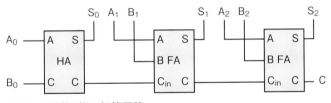

図46　2進数3桁の加算回路

し算を論理回路を使って行うにはどうすればいいか考えてみる．入力AとBに0ま
たは1が入力されるとし，その和を2進数で表現するとき，右の桁をS（sum：和），
左の桁をC（carry：繰り上がり）とすると，表13のような真理値表が成り立つ．

　この真理値表を元にCとSを論理式を用いて表現すると，

　　$C = A \cdot B$ ……… AND回路

　　$S = A \cdot \overline{B} + \overline{A} \cdot B$ ……… EOR回路

となるので，AND回路とEOR回路を利用して図42のような回路になるが，回路図
が煩雑になるので，図43のようなブロック図で表現されることがある．この回路
は下の桁からの繰り上げを考慮していないため一番小さな桁（1桁）の足し算だけで
あり，すべての2進数の加算を行うことができないので半加算回路（half adder：
HA）という．

　今度は2進数の複数桁の足し算を行う場合を考えてみる．半加算回路は入力に対
しての桁の繰り上がりの出力は可能だが，下の桁からの繰り上がりの入力はない．
そこで，半加算回路に下の桁からの繰り上がりの情報を入力に加えることにより

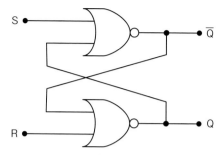

図47　RSフリップフロップ回路

実現できる．この回路を全加算回路(full adder：FA)といい，入力A，Bのほかに下の桁からの繰り上がりの入力C_{in}を加えた3つの入力となる．そのときの真理値表は表14のようになる．

　真理値表を基にブロック図を使って論理回路を組むと，図44のように構成される．煩雑になるので，これを更に省略したブロック図として，図45のように描くことも多い．

　計算例として2進数3桁の$A_2A_1A_0$と$B_2B_1B_0$の加算回路を描くと，図46のような，全加算回路2つと半加算回路1つで構成できる．このときの答えは$CS_2S_1S_0$となる．

　このように桁数が増えるたびに全加算回路を加えることで，2進数複数桁の足し算を実行することが可能となる．

6-3　順序回路とフリップフロップ回路

　順序回路とは，入力された信号とともに，その入力前の状態が出力に影響を与える回路をいう．

　フリップフロップ回路は，順序回路の代表的な例である．1ビットの情報を状態で表すと「これか，あれか」の二者択一であるということができるが，フリップフロップ回路はこのような状態を電気的に表現できる．フリップフロップとはシーソーの「ギッタンバッタン」を意味し，あたかもシーソーを動かしているかのように1ビットの情報を記憶し，処理する回路である．

　電気回路としてはいくつかの方法で実現できるが，いずれもまとめてしまえば2個のNOR回路を利用して構成される．最も基本的なRS（reset set）フリップフロップ回路の記憶方法を考える．RSフリップフロップ回路は図47に示すように，2つの入力S（set）とR（reset），2つの出力Qと$\overline{Q}$とをもつ．それぞれのNOR回路の出力は他方のNOR回路の入力の1つに戻される．

　この回路では，ある入力状態で片方のNOR回路の出力が1となるとき，他方の出力は必ず0となる．同様に片方の出力が0のときには他方は必ず1になり，まるでシーソーのように2つのNOR回路の出力は常に逆になる．この回路では2つの入力がともに1になることは禁止されている．

　RSフリップフロップ回路の動きは図48のように示すことができる（表15）．

　①S＝0，R＝1のとき，Q＝0になる．

　②S＝0，R＝0になっても出力の状態は変化しない．

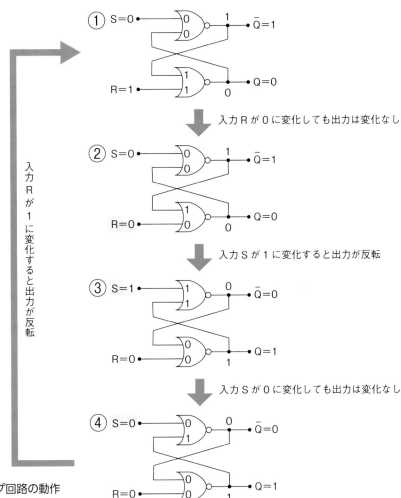

図48　RSフリップフロップ回路の動作

表15　RSフリップフロップの真理値表

入力S	入力R	出力Q
0	0	保持
0	1	0(リセット)
1	0	1(セット)

　③S＝1，R＝0のとき，Q＝1になる．

　④S＝0，R＝0になっても出力の状態は変化しない．

　このようにSが0から1に変化するとQ＝1になり，Rが0から1になるとQ＝0になる．それ以外の状態変化ではQの出力は保持される．すなわち，SやRが0から1に変化しない限り値が記憶されていることを意味している．

　このフリップフロップ回路は主記憶装置であるSRAMに用いられる基本回路である．電気回路の動作状態で信号が決まるため，電源が切れてしまえば記憶された情報も消えることになる．

7. ソフトウエア

ソフトウエアは，プログラムと呼ばれるコンピュータを動作させるための手順を記したデータである．これがなければハードウエアだけ完成させてもコンピュータは何も仕事をすることができない．ソフトウエアの命令によってハードウエアを正しく動作させることで，コンピュータはさまざまな仕事ができるようになる．その意味で，ソフトウエアはコンピュータに何をさせるかを決める命令書ということができる．

現在のコンピュータは階層構造をもつソフトウエアが複合的に使われている．コンピュータ自体を動作させるための基本ソフトウエアをOSといい，これによってコンピュータはさまざまな応用ソフトウエアを受け入れる状態になる．応用ソフトウエアはアプリケーション（application）と呼ばれ，利用者が実行したい作業を実施する機能をもつソフトウエアをいう．

OSはコンピュータでさまざまな仕事を効率よく行うための仕組みであり，個々の仕事，例えば文書作成やグラフ作成，設計図の作成などのアプリケーションを実行するための命令を処理することができる．

現在では，コンピュータ技術の進歩に伴い，種々の周辺機器が利用され，いくつかのアプリケーションを同時に実行したり，ネットワークによる情報の共有化など高度で複雑化された仕事を処理できるようになった．これらの作業状態の管理や制御をコンピュータ自身に行わせるソフトウエアがOSであるといえる．

7-1 OS

コンピュータのハードウエアとして多くのメーカがさまざまな機種を提供している．OSはそれらのハードウエアの違いを吸収し，利用者がハードウエアの違いを意識することなく共通の使い方でアプリケーションを操作できる環境を提供するとともに，コンピュータシステムの円滑な管理・運営をサポートしている．

OSにはさまざまな種類が存在する．家庭などで一般ユーザが最も利用するものとしてMicrosoft社のWindowsやApple社のMacOSなどが有名である．これらのOSはアプリケーションの実行や基本的な命令を，アイコンと呼ばれる絵を使って表示し，これをマウスでクリックすることにより簡単に実行できるので，初心者でも直感的に操作を行うことができる．

Windows以前に利用されていたMS-DOS（Microsoft disk operating system）というOSでは，コンピュータに対する命令を実行する場合に，コマンドと呼ばれる命令文をユーザがキーボードを使って直接入力する必要があった．このため，コマンド入力のための語句や文法を知らなければ利用することができず，簡単に操作できる機械とはいえなかった．

OSはコンピュータの内部に対して機能しているばかりでなく，ユーザに対する

その他の用途のOS　主にサーバとして利用されるUNIX，Linuxや，スマートフォンやタブレットなどのスマートデバイスなどにAndroid，iOSが利用されている．

情報の表示にも直接関与する重要な働きをもっている．この働きを総称してユーザインタフェースという．Windowsのように絵を主体とした直感的な操作を行うことができるものをGUI（graphical user interface）といい，MS-DOSのような文字を主体としたインタフェースをCUI（Character User Interface）というが，現在ではほとんどのOSがGUIを採用している．

　コンピュータのスイッチを入れると各装置に電源が供給され，すべての装置が動作可能になる．コンピュータが動作するにはまず，OSを読み込む作業が必要になるが，この命令を実行するために，OSよりも下層にあるIPL（initial program loader）というプログラムが読み込まれ，BIOS（basic input output system）という基本的な入出力を制御するためのソフトウエアが利用可能となる．これにより，ハードウエアの自己診断が実行されて，メモリ容量や搭載されているドライブのチェックが行われ，引き続き基本的なハードウエアとしてキーボードやディスプレイなど，コンピュータの動作に最低限必要なハードウエアが動き出す．さらに，OSを呼び出すためにブートローダー（boot loader）と呼ばれるソフトウエアが補助記憶装置から読み込まれて実行される．

　ブートローダーを読み込むために働くプログラムであるIPLとBIOSは，電源が切れてもデータが消えないROMに記憶されており，電源投入時にメモリに読み込まれ即座に実行される（図49）．

　そのほかのOSの役割として，以下のようなものがあげられる．

① 周辺機器の制御

　コンピュータに接続される周辺機器にはさまざまなものがあるが，単純にコンピュータに接続しただけではこれを動作させる条件がコンピュータには準備されていない．そこで，周辺機器の情報や動作方法を記載したデバイスドライバというプログラムをOSに追加することにより，コンピュータが周辺機器を認識して正しく動作することができるようになる．

　デバイスドライバは一度OSに追加すると記憶されるので，接続するたびに新たに導入する必要はない．

② メモリ管理

　プログラムを実行するためにメインメモリ（DRAM）にデータの読み込みを行う必要がある．複数のプログラムが同時に実行された場合には，それぞれのプログラムで必要なデータがメインメモリに読み込まれるが，このとき，メモリ内部で

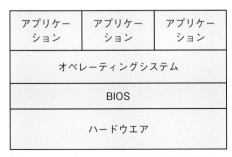

図49　コンピュータの基本的な階層構造

データが互いに干渉しないように管理されなければならない．データの管理にミスがあると，プログラムが停止したり，暴走する恐れがある．また，コンピュータの動作時に必要とされるメモリ容量が足りなくなった場合，ハードディスクなどの補助記憶装置をメインメモリの代わりに利用することができる．これを仮想メモリという．

　OSはメインメモリの空き容量を管理しながら，効率よく処理できるように働いている．ただし，補助記憶装置の転送速度はメインメモリのそれと比較して格段に遅いので，搭載されているメインメモリの容量がそもそも小さかったり，ほかで使われているため使える容量が小さくなると処理速度の大幅な低下につながる．

③ ファイルの管理

　命令群の記述によって作られているプログラムや，アプリケーション上で動く各種データの集まりをファイルという．ファイルにはそれぞれ名前が付けられ，フォルダと呼ばれる保管場所に格納される．通常はアプリケーションごとに異なったフォルダが作成され，必要なファイルをフォルダ内で管理している．複数のアプリケーションで共通に利用できるファイルなどはOSの管理下に置かれる．コンピュータのユーザがアプリケーションを利用して作成したファイルについては保管場所を自分自身で決定することができるが，重要なファイルを含むフォルダは勝手に移動したり消去することができないように，ユーザに対して消去不能あるいは不可視状態になるように設定されている．

④ ネットワーク環境の提供

　職場や家庭などでネットワークを利用する際には，データ転送のためのルールであるプロトコルを制御し，データや周辺機器を共有するための情報管理を行う．

⑤ ユーザの管理

　複数の人が1台のコンピュータを共同で利用する際，個々にディスプレイの背景を変えたり専用のフォルダを作成することができる．これらの設定をOSが管理することで，ユーザが変わっても常に自分専用のコンピュータとして扱うことができる．また，アプリケーションによってはユーザごとに利用権限を定めることができる．OS自体にこのような機能を与える権限をもち，コンピュータを管理する立場のユーザをadministratorと呼び，自身のパスワードなどを設定することでほかのユーザによるコンピュータへの不用意な介入を防ぐことができる．

⑥ 電源の管理

　電源の管理についてはコンピュータの利用状況を監視し，一定時間使用されないときにディスプレイやハードディスクの動作を停止させ，システムを休止状態にするなど節電対策に利用される．特に，バッテリーで駆動しているノートパソコンの動作時間を延長させるための機能として重要な役割を果たしている．

⑦ タスク管理

　コンピュータの内部では多くの処理を行っている．コンピュータの処理の単位をタスクまたはプロセスといい，1つのCPUでは同時に1つのタスクしか実行できない．しかし，ユーザからみるとコンピュータで音楽を聴きながら文書作成をす

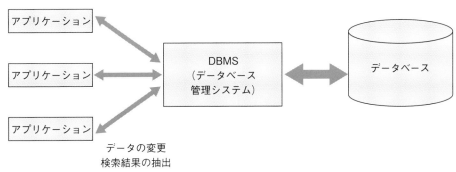

図50　データベースシステムの構造

ることができるので，同時に2つ以上の処理をしているかのように見える．これを
マルチタスクという．実際のCPUでは短い間隔で交互に処理をしているだけだが，
ユーザからは同時に処理しているかのように見える．どのような順番でタスクを
実行するかはOSによって管理され，複数の処理を円滑に実行することができる．

7-2　アプリケーション

　アプリケーションはOSが起動しているコンピュータ上で動作するソフトウエア
で，特定の目的のために専用の機能を提供することで，効率よく作業を行うこと
ができる．コンピュータを利用するということは，結果としてアプリケーション
を使って作業することを意味する．

1) アプリケーションの種類

① ワードプロセッサ

　ワードプロセッサはワープロとも呼ばれ，文書の作成・編集を行うアプリケー
ションである．文字の大きさや色を変更したり，文字間や行間などの設定を容易
に行うことができる．近年のワープロソフトは非常に多機能であり，文書作成だ
けでなく簡単な図や専門的な数式などを入力できる機能をもつものがある．
Microsoft社製のWordやジャストシステム社製の一太郎などがある．

② スプレッドシート

　スプレッドシートは表計算ソフトともいい，縦横に並んだマス目（セル）に数値
や計算式を入力すると自動的に計算を行い表示をしてくれる．セル内のデータか
らグラフを作成することができ，専門的な分析なども行うことができる．
Microsoft社製のExcelなどがある．

③ データベース

　データベースとは，分散して保存されているデータ群を整理・分類して集積した
情報のことをいう．新たな情報を既存の情報と関連付けて管理したり，目的とす
る情報を効率よく検索してその情報をまとめてほかのアプリケーションで活用す
ることができる．

　OSが提供するファイルシステムではアプリケーションごとにデータが構築され
るため，データが重複して保存されることがある．また，利用するアプリケーショ
ンによって保存形式が異なることやほかのアプリケーションで利用できないなど

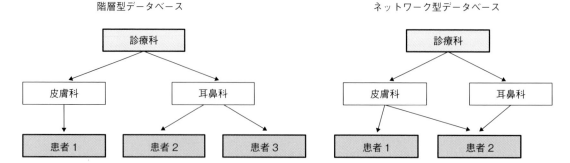

図51　階層型データベースとネットワーク型データベースの構造

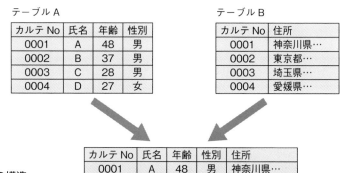

図52　リレーショナル型データベースの構造
共通のカルテNoによってデータの関連付けが行われる.

の問題があるので，データの共有には適していない．データベースはこれらの問題を解決するものであり，多くのアプリケーションで情報の共有が可能になる.

　ほかのアプリケーションからデータベースにアクセスして情報を抽出するためには，アプリケーションとデータ群の間に仲介役を行うソフトウエアが必要となる．これをデータベース管理システム（DBMS：database management system）といい，DBMSとデータベースを併せてデータベースシステムという（図50）.

　データベースの構築方式として，基本的には上位レベルのデータに対して複数の下位レベルのデータを割り当てる．これにはデータ群の構造により，下位レベルのデータに対して上位レベルのデータが1つしか対応しない階層型データベース，下位レベルのデータに対して複数の上位レベルのデータが存在するネットワーク型データベースがある（図51）.

　このような方式とは別に，表（テーブル）によってデータの管理を行い，複数の表を関連付ける（リレーション）ことで1つのデータベースとして扱うものもある（図52）．このようなデータベースをリレーショナル型データベースと呼び，現代ではこれが主流となっている．ほかのアプリケーションからデータベースにデータ登録・削除・検索などの操作を行うためには，SQL（structured query language）というデータベース言語を利用する．リレーショナル型データベースを作成するた

めのアプリケーションソフトとしては，Microsoft社製のAccessやClaris社製の
FileMakerなどが有名である．

④ プレゼンテーション

　プレゼンテーションとは授業や学会発表など大勢の人々に情報伝達するための
アプリケーションで，作成したスライドを順次切り替えながら表示する．文書や
静止画のほか，アニメーションや動画などさまざまなコンテンツを利用すること
ができる．Microsoft社製のPower Pointなどがある．

⑤ グラフィックソフト

　グラフィックソフトは画像データや図形などを作成・編集などを行うアプリケー
ションで，ディジタルカメラで撮影した画像の編集などに利用される．Adobe社
製のPhotoshopやCorel社製のPaintShopなどがある．

⑥ ウェブブラウザ

　ウェブブラウザとはホームページを閲覧するためのアプリケーションで，「プラ
グイン」という機能追加プログラムを導入することで音楽を聴いたり，動画を再生
することもできる．Microsoft社製のEdgeやMozilla社製のFirefox，Apple社製の
Safariなどがある．

⑦ メーラー

　メーラーとは電子メールの作成や送受信，受信したメールの閲覧や管理などを
行うアプリケーションで，設定により受信メールを自動的に決められた受信箱に
振り分けたり，迷惑メールを受信したときに警告を発するなど使いやすい機能を
搭載しているものもある．これらのソフトウエアは無料で提供されているものも
多い．Microsoft社製のOutlook ExpressやMozilla社のThunderbird，ジャストシス
テム社製のShurikenなどがある．

2) ファイル形式

　コンピュータで利用できるアプリケーションはさまざまなものがあるが，各ア
プリケーションで作成されたデータは独自の形式で保存され，一般的にそのデー
タは作成したアプリケーションでしか開くことができないことが多い．これはど
のような形式でデータ保存をしたかという情報も一緒にファイルに含んでいるた
めである．それぞれのファイルに固有の形式をファイル形式といい，自由に決め
ることのできるファイル名の後に拡張子という決められた形で識別される．

　現代のコンピュータでは一般的に拡張子は表示されない設定になっているが，
保存したデータのアイコンによってファイルを作成したアプリケーションを視覚
的に確認できるようになっている（表16）．

3) プログラム言語

　コンピュータ上で動作しているアプリケーションは，命令が記載されたプログ
ラムの集合である．アプリケーションをプログラムとして作成するためにはプロ
グラム言語が用いられる．このプログラム言語を用いるためにはプログラミング
のためのアプリケーションが必要となる．

　基本的にコンピュータは1と0の2進数のデータのみを処理することができる．

表16　主なファイル形式とその特徴 注5

	ファイル形式	特徴
文書	TEXT	文字・数値データだけで構成されたファイル形式. 文字の大きさや書式設定の情報は含まれない. 拡張子は「.txt」.
	DOCX	Microsoft社製のWordのファイル形式.
電子文書	PDF	電子文書のファイル形式で, 文書の保存に適しセキュリティが高いことが特徴. 図や文字を同時に扱え, ファイルの容量を小さくすることができる.
データ	CSV	データをカンマで区切って並べたファイル形式. TEXT同様, 文字・数値データのみの情報を保存する.
	XLSX	Microsoft社製のExcelのファイル形式.
プレゼンテーション	PPTX	Microsoft社製のPower Pointのファイル形式.
音声	WAV	Windows標準の音声ファイル形式. PCM（無圧縮）方式でディジタル化したもの.
	MP3	MPEG-1で利用される音声圧縮方式の1つ. 人間が聞こえにくい部分のデータを間引くことで音楽CD並みの音質を維持しつつデータ量を約1/11に圧縮できる.
	AAC	MPEG-2またはMPEG-4で利用される音声圧縮方式. 音質はMP3と同様で, MP3よりも圧縮率を高くできる.
	WMA	Windows Media Audioの略. 音楽CD並みの音質で約1/22までデータを圧縮することができる. Windows標準の音声圧縮方式.
	MIDI	音声ではなく楽器演奏データの標準規格.
画像	JPEG	ディジタルカメラやインターネットなどでよく使われる画像圧縮方式. 圧縮率を指定することができる. 拡張子は「.jpg」.
	BMP	白黒からフルカラーまでの色を指定することができる. 基本的には無圧縮なのでデータ量が大きい.
	GIF	256色までの画像を保存することができる. インターネットで利用されることが多く, 背景を透過することが可能で画像の重ね合わせができる.
	PNG	フルカラーの画像を劣化することなく圧縮することができる. インターネットで多く利用されている.
	PICT	Apple社製のMac OSにおける標準の画像形式で, 色数はフルカラーをサポートし, 圧縮にも対応している.
	RAW	ディジタルカメラで撮影したデータを未加工のまま保存したファイル形式.
動画	MPEG	種々のバージョンがあり, MPEG-1はビデオ並みの画質, MPEG-2はハイビジョン並みの画質をもつ.
	AVI	画像と音声を交互に織り交ぜた構造になっている形式で, いろいろな形式で圧縮されている.
	WMV	Windows標準の動画形式で, 高圧縮率で画質の劣化が少ない特徴をもつ.
	MP4	MPEG-4のファイル形式. 高圧縮率の動画を再生でき, 携帯電話などでも再生することができる.
	MOV	Apple社製のQuick Timeで使われているファイル形式.
圧縮	Zip	WindowsやMac OSで標準の圧縮形式. パスワード保護機能がある.
	LHA	Zipとともによく利用される圧縮形式. 拡張子は「.lzh」である.
	CAB	市販ソフトを圧縮する場合によく利用される.
ホームページ	HTML	ウェブページを記述するためのファイル形式.
実行形式	EXE	機械語で記述された実行形式.
	COM	比較的容量の小さいファイルの実行形式.
スクリプト	BAT	テキストで記述された実行形式.

2進数で記述されたプログラム言語は直接CPUを動かすことができるので，この言語は機械語（マシン語）と呼ばれる．しかし，2進数で表記された命令は，プログラムの作成に当たって命令の意味が直接表現されないので，作成者自身にとっても非常に不便である．そこで，機械語の命令を文字列に置き換えてプログラムを作成するアセンブリ言語が発明され，初期のプログラムでよく使われるようになった．アセンブリ言語で書かれたプログラムはCPUが直接理解することができないので，機械語に変換する作業が必要になる．この作業のことをアセンブルといい，これによって機械語に変換されたプログラムが初めてCPUで実行される．アセンブリ言語は機械語より便利ではあるが，コンピュータで処理される命令と文字列が1対1で対応しているため，プログラム作成に非常に多くの命令文を作成しなければいけない．また，異なった設計で作られたCPUでは，その構造によって使用できる文法が異なるので互換性が低いという問題もあった．これらの機械語やアセンブリ言語を，人間よりも機械に近いプログラム言語という意味合いから低級言語という．

　高級言語は低級言語がもつ基本的な問題を解決した言語体系である．高級言語は人間にとって分かりやすい文字列やルールでプログラムを作成することができる．実行したい内容を分かりやすい1語の命令で記述することで，この作業に必要

注5　**表16**の主なファイル形式のフルスペルを以下に示す
TXT：text
DOC：document
PDF：portable document format
CSV：comma-separated value
XLS：Excel Worksheet
PPT：PowerPoint
WAV：wave
MP3：Moving picture Experts Group audio layer 3
AAC：advanced audio coding
WMA：Windows Media Audio
MIDI：musical instruments digital interface
JPEG：Joint Photographic Experts Group
BMP：Bitmap
GIF：graphics interchange format
PNG：portable network graphics
RAW：raw
MPEG：Moving picture Experts Group
AVI：audio-video interleaved
WMV：Windows Media Video
MP4：Moving picture Experts Group phase 4
CAB：cabinet
HTML：hypertext markup laungage
EXE：Excecution
COM：component object model plus
BAT：batch

なCPUの処理を一括して行うことができる．その結果，低級言語と比べてはるかに少ない命令数でプログラムを作成することができる．また，高級言語は英語の表記に近いので，記述されたプログラムを理解することが容易になった．

高級言語で書かれたプログラムを実行するには，機械語への翻訳が必要となる．高級言語には，記述されたプログラムを1ステップずつ機械語に翻訳しながら実行する逐次変換方式のインタープリタ言語と，コンパイルという作業で一括して機械語に変換してから実行するコンパイラ言語とがある．

一般にコンパイル作業による一括変換方式のほうが，逐次変換方式に比べて実行速度が速い．しかし，最近のプログラム言語では目的や使い方によって形態が多様化しているので，両方式の境界があいまいになりつつある（表17）．

近年はウェブブラウザ上で動作するウェブアプリケーションを作成できるプログラム言語も開発され，インターネットなどのウェブ上でソフトウエアを直接動作させることも可能になった（表18）．

4）フローチャート

コンピュータでプログラムを構成する際，作業の内容や手順を考えるためにフローチャートの作成が役に立つ．CPUは1ステップごとに1つの命令しか処理できないので，どのようなプログラムを書いても，コンピュータ自体の行う作業は1ステップずつ進むことになる．したがって，プログラムの作成に当たっては実行時の作業の流れをあらかじめ考えておく必要がある．

フローチャートは流れ図といい，コンピュータ内部で行われる作業の流れを分かりやすく表現したものである．実際には処理ごとに決められた図記号を用いて処理手順を表記する．図53に各処理に対応した図記号を示すとともに，BASICで記述されたプログラムと，これに対応したフローチャートの一例を示す（図54）．

表17　主な高級言語とその特徴

名称	特徴
BASIC	初学者用，教育向けに利用される
COBOL	事務処理用アプリケーションの開発
FORTRAN	科学技術計算用アプリケーションの開発
C，C++	汎用アプリケーションの開発
MUMPS	病院システムの開発
Python	ディープラーニングなどのAI開発

表18　ウェブアプリケーション開発

名称	特徴
Perl，Ruby	テキスト処理能力が高い言語
CGI，PHP，JavaScriptなど	HTMLファイルに組み込み，動的なウェブページを作成

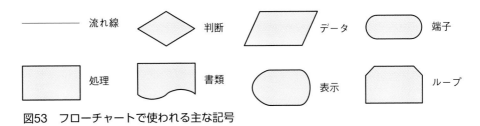

図53　フローチャートで使われる主な記号

フローチャートの例   BASIC プログラムの例

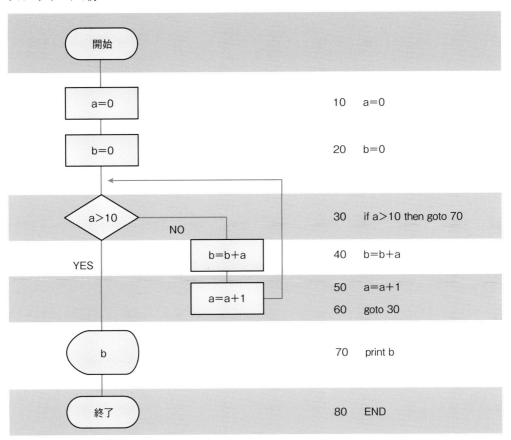

開始	
a=0	10　a=0
b=0	20　b=0
a>10	30　if a>10 then goto 70
b=b+a	40　b=b+a
a=a+1	50　a=a+1
	60　goto 30
b	70　print b
終了	80　END

図54　0から10までの数を足し合わせた数を求めるプログラム

Basicプログラムとフローチャートを対応させて例示しているので確認してほしい.

第 **3** 章

コンピュータと情報

第3章	コンピュータと情報

コンピュータの内部ではデータに対する演算処理に2進数のみが使用されるので、具体的な情報に対するデータ処理の手法を知っておくことが望ましい。初めに、コンピュータを利用するために欠かせない数値や文字のデータをコード化する手法について説明する。更に、アナログデータをコンピュータで利用できるディジタル量に変換する際の技術的な説明と特徴について詳述するとともに、実際のデータ処理について画像データや動画データの取り扱いとデータ圧縮の方法を簡単に説明する。

1. 数値と文字の表現法

　我々は普段、数を表現するのに0から9までの10種類の数字で表現される10進数を用いている。これはたまたま人間の指が10本あり、これを使って計算するのに都合がよかったからといわれている。1ダースや1グロスなどの12進数も使われているが、これは12が10よりも多くの約数をもっているので、分けやすい数値となるからであろう。10と12の共通の倍数である60は、時間の分や秒としてよく使われる数である。

　これに対して、CPU（central processing unit, 中央演算処理装置）では0と1の2種類の数字で表現される2進数を使っている。その理由は、コンピュータは電気製品であり、1本の信号線に流れる電圧が低いか高いかを、小さい数字である0と1に置き換えて表しているためである。2進数は明かりの点滅、磁極のN、Sなど、さまざまな物理現象に置き換えることもできるので、CPUに信号を伝えるための装置もさまざまな方法が利用できるということになる。

　10進法や2進法は、方法は違っても結果的に同じ数を表現できる。我々が日常、使用している10進数の数や文字（文字の場合には指示番号を使って数字に置き換えている）もCPUに都合のよい2進数で表現することができる。10進数から2進数への変換など、あるルールの下に決められた形で表現することをコード化（符号化、エンコード(encode)）という。逆にコード化された情報を元の形に戻すことを復号(デコード(decode))という。

　ここでは、数字や文字をコード化してコンピュータ内部で扱うための基本的な方法を示す。

1-1 数値のコード化

1) マイナスの表現法

　CPUでは2進数を扱っているため、0または正の整数は容易に表現できる。例えば、ある整数が2進数4桁（4ビット（bit））で表現できるとすると、0から7までの値を図1のように表すことができる。しかし負の値を表現するとき、データ上ではマイナ

10進数　　　　2進数

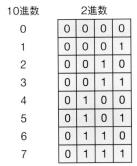

図1　2進数4桁による0から7までの表現法

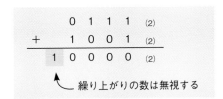

繰り上がりの数は無視する

図2　2の補数の計算

①10進数の−7の絶対値を2進数4桁に変換　0111
　　　⇩
②各ビットを反転させる　1000
　　　⇩
③1を加える　1001

図3　2の補数の簡単な求め方
例：10進数の−7を，2進数4桁の2の補数に変換．

表1　2進数4桁における2の補数の表現

10進数	2進数4桁の2の補数			
7	0	1	1	1
6	0	1	1	0
5	0	1	0	1
4	0	1	0	0
3	0	0	1	1
2	0	0	1	0
1	0	0	0	1
0	0	0	0	0
−1	1	1	1	1
−2	1	1	1	0
−3	1	1	0	1
−4	1	1	0	0
−5	1	0	1	1
−6	1	0	1	0
−7	1	0	0	1
−8	1	0	0	0

スの記号は数字ではないのでCPUではこの記号をそのまま使うことができない．2進数でマイナスの数字を扱うときは，2の補数を計算してマイナスの記号を使わずに負の値を表現する．

　2の補数というのは，元の数と足し算すると一番大きい桁に入る繰り上がった数（常に1になる）を除いた残りの桁がすべて0になる2進数のことである．例えば，−7を2進数4桁の2の補数で表現すると，マイナスを無視した7は2進数4桁で表現すると0111となるので，すべての桁が0になる2進数では1001となる．これが−7(10)を2の補数で表現した形である（図2）．

　計算するのはやっかいなようにもみえるが，以下に示す2つのステップで容易に2の補数を求めることができる．

　1ステップ：各ビットの数を反転させる（1の補数）

　2ステップ：反転した数に1を足す

　−7(10)を2進数4桁で表記したときの2の補数をこの方法で求めてみる．まず，マイナスの記号は無視して10進数から2進数への変換をすると，7(10)は0111(2)となる．0111(2)の数字の各ビットを反転させると1000(2)となり，これに1を加えると1001(2)が得られる．元の数と反転させた状態の数（1の補数）を直接加えるとすべての桁の数が1（すなわち，1111）となる．このため，最後に1を加えて，足し合わせたときに現れる桁がすべて0になるような数にする（繰り上がった桁は1，図3）．表1は，2進数4桁の2の補数で表現できる数である．表1に示すように正の数は最上位のビットが0であり，負の数では1となる．データ転送時にこのビットを確認すれば，数値の正負の確認が行える．

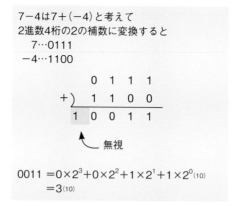

7-4は7+(-4)と考えて
2進数4桁の2の補数に変換すると
　7…0111
-4…1100

$$0011 = 0 \times 2^3 + 0 \times 2^2 + 1 \times 2^1 + 1 \times 2^0{}_{(10)}$$
$$= 3_{(10)}$$

図4　2の補数を使った計算方法

　補数を使う利点は，引き算を足し算で計算することができるので，あらかじめ補数を求める回路を用意しておけば，加算回路だけで加減算が可能となり，回路の設計も少なくて済むことである．

　例えば10進数の7-4を計算するとき，7+(-4)の計算と考えれば足し算で結果を求めることができる．これを2進数4桁の2の補数を使って表現すると，

　$0111_{(2)} + 1100_{(2)}$

となり，この結果は$10011_{(2)}$になる．この計算結果で繰り上がりの桁を無視すると$0011_{(2)}$になる．これは10進数の3を表す（図4）．このように，2の補数は引き算を足し算で行うことができるようになる．

　10進法でも実際には同じ方法が使える．例えば，10進法で各桁の最大値が9となる数を9の補数というので，4に対する9の補数は5となる．ここに1を加えると4に対する10の補数6が得られる．これを使って7-4を求めると，

　$7-4 = 7+6-10 = 3$

を計算したことになる．

2) BCD（binary coded decimal）

　数を表現する方法として，2進化10進数（BCD）を利用した表現方法がある．これはBCDと呼ばれ，10進数の各桁を，2進数4桁に対応させて表現する方法である．10進法で使われる数字は0〜9である．これを表現することができる最小のビット数は4ビットなので，それぞれの桁の数字を2進数4桁で表すことができる．この方法で，例えば$135_{(10)}$をBCDで表現すると，$0001\ 0011\ 0101_{(2)}$となる．

1-2　文字のコード化

　コンピュータ内では数値だけでなく，文字に対しても0と1で構成される2進数で扱われる．文字と対応する2進数をあらかじめ決めておき，そのルールに沿って文字を表現する．英語圏などではアルファベット，数字，記号を使えればよいので，7ビット（128通り）もしくは8ビット（256通り）で必要な文字を十分に表現することができる．ところが，日本語のようにひらがなやカタカナ，漢字など使う文字が多いと8ビットでは足りなくなる．そのため，各国で使用される文字のコード化にはさまざまな種類がある．

表2　ASCIIコード表

$b_6b_5b_4b_3b_2b_1b_0$で表現される
（例：Aは1000001となる）.

b3	b2	b1	b0	行＼列	000　0	001　1	010　2	011　3	100　4	101　5	110　6	111　7
0	0	0	0	0	NUL	DLE	SP	0	@	P		P
0	0	0	1	1	SOH	DC1	!	1	A	Q	a	q
0	0	1	0	2	STX	DC2	"	2	B	R	b	r
0	0	1	1	3	ETX	DC3	#	3	C	S	c	s
0	1	0	0	4	EOT	DC4	$	4	D	T	d	t
0	1	0	1	5	ENQ	NAK	%	5	E	U	e	u
0	1	1	0	6	ACK	SYN	&	6	F	V	f	v
0	1	1	1	7	BEL	ETB	'	7	G	W	g	w
1	0	0	0	8	BS	CAN	(	8	H	X	h	x
1	0	0	1	9	HT	EM	)	9	I	Y	i	y
1	0	1	0	A	LF	SUB	*	:	J	Z	j	z
1	0	1	1	B	VT	ESC	+	;	K	[	k	{
1	1	0	0	C	FF	FS	,	<	L	\	l		
1	1	0	1	D	CR	GS	-	=	M	]	m	}
1	1	1	0	E	SO	RS	.	>	N	^	n	~
1	1	1	1	F	SI	US	/	?	O	_	o	DEL

1) ASCII（American Standard Code for Information Interchange, アスキー）コード

　　ASCIIコードとは，1963年に米国規格協会（ASA, 後のANSI［American National Standards Institute]）が策定したコードで，英数字，記号を7ビットで表現する．128種類の文字を扱うことができ，この中には制御文字（EnterやTABなどの特殊な文字）も含まれている（表2）.

2) JIS（Japanese Industrial Standards, 日本産業規格）コード

　　ASCIIコードでは日本語を扱うことができないため，JISによって規格化された．英数字や記号のほかにひらがな，カタカナ，漢字，2バイト文字の記号などが利用できる．2バイト文字とは全角文字とも呼ばれ，一般にアルファベットは1バイト（256通り）で十分に表現することができるが，日本語は文字の種類が膨大なため1バイトでは足りない．そこで文字を表現するために2バイトを利用して，65,536通りの文字を表現できるようにした．これによって実用的なレベルの文字表現が可能である．後にASCIIの1バイト文字コードも用意され，これらを半角文字と呼ぶこともある．

　　JIS漢字コードでは表3に示すように2バイト文字には区番号（第1区～第94区まで）と点番号（第01点～第94点）が付与されており，これをつなげて10進数4桁で表現したものを区点コードという．例えば，表3の「亜」という文字の区点コードは区番号が16で点番号は1であり，1601が区点コードとなる．同様に「葦」の区点コードは1617である．

　　区点コードのほかに，16進数で表すJIS漢字コードがある．これは区点コードを

表3　JIS漢字コード表

区点	JIS	0	1	2	3	4	5	6	7	8	9	+A	+B	+C	+D	+E	+F
16区	3020		亜	唖	娃	阿	哀	愛	挨	姶	逢	葵	茜	穐	悪	握	渥
	3030	旭	葦	芦	鯵	梓	圧	斡	扱	宛	姐	虻	飴	絢	綾	鮎	或
	3040	粟	袷	安	庵	按	暗	案	闇	鞍	杏	以	伊	位	依	偉	囲
	3050	夷	委	威	尉	惟	意	慰	易	椅	為	畏	異	移	維	緯	胃
	3060	萎	衣	謂	違	遺	医	井	亥	域	育	郁	磯	一	壱	溢	逸
	3070	稲	茨	芋	鰯	允	印	咽	員	因	姻	引	飲	淫	胤	蔭	

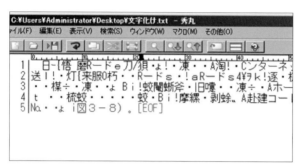

図5　文字化けの例
シフトJISで保存した内容を，EUCコードで開いたテキストファイル．

コンピュータで扱いやすいように16進数4桁でコード化したものである．表3においては，上位2桁をJISの区番号（01区を21から始める）に，下位2桁を点の桁（01点を21から始める）として表現する．先ほどの「亜」の16進数コードは3021となる．同様に「葦」の区点コードは3031である．

3) シフトJISコード

　シフトJISコードはMS漢字コードとも呼ばれ，Microsoft社が作成したコードである．従来のコードと重ならないようにJISコードをシフト（移動）させたコードで，現在でもしばしば使われている．

4) EUC（extended UNIX code）

　EUCは拡張UNIXコードとも呼ばれ，各国の言語に対応するために策定されたコードで，日本語版のEUCをEUC-JPと呼ぶ．主にサーバ用途で利用されるUNIXというOS（operating system）で使われることが多く，ASCIIコードやJISコードなどもサポートしている．

5) Unicode

　Unicodeは世界の文字を1つのコードに集約した表現を目指した規格で，ISO（International Organization for Standardization，国際標準化機構）により策定された．更新がたびたび行われ，UTF8（UCS transformation format 8bit），UTF16などの複数のコードが存在する．

　日本語のコードが複数あることから，特にインターネット経由でテキストファイルを転送すると本来保存したコードと違うコードで表示されてしまうことがある．この場合，元の表記と全く違う文字が現れるので，記載されている内容が読めないということがある（図5）．これを一般に文字化けといい，ホームページの閲

覧やメールの送受信などでまれに見かけられる．このような場合，使用する文字コードを変更することで正しい文字を表示させることができる．

2. アナログ情報とディジタル情報

　時計には針で時間を表示するアナログ式と，時・分・秒の各数字からなるディジタル式の2種類がある．アナログ式は常にある時間を表すことが可能であり，0.5秒や0.1秒という時間も一瞬であるが表示することができる．それに対してディジタル式は一般に最小の表示が秒であるため，例えば1秒から2秒に変化する間の時間を知ることができない．つまり，アナログとは常にある値を表すことができる連続量であり，ディジタルとは数値化された連続した値ではない離散量ということである．ディジタルは，必要のない情報を省いて処理する情報量を減らすことを目的に利用される．例えば時間を知りたいときに，大抵の場合は1秒以下の時間は知る必要がなく，秒単位まで分かれば十分であることから理解できる．

　一般的に時々刻々と変化するデータはアナログ情報である．例えば代表的な医療データである血圧波形，心電図，脳波，筋電図などいわゆる波形で示される情報は基本的にアナログデータとなる．最も，波形であればそれが必ずアナログ情報とはならない．一定時間間隔で得られた数値情報を時系列に従ってグラフ化すれば，ある種の波形のように見えるが，基本的な情報量で考えればアナログとはいわないことが分かる．1日の心拍数変化などがそれに当たる．

　本質的なディジタル量とは「数」で表される量をいう．医療関係では先に述べた心拍数のほかに呼吸数，最高血圧，最低血圧などを挙げることができる．そのほかにも，血液データなど，サンプルから検出されて数値として表現されたデータはディジタル量となる．ディジタル量の特徴は数値であり，必要に応じてこれを並べた表のようなデータ群として表現されたものも含む．

　コンピュータでの処理は基本的にディジタル量を対象に行っているので，アナログ量を取り扱う場合には特定の時点における値をデータとして採用し，データ列を再構築しておく必要がある．この操作によりアナログ情報をディジタル情報に変換することになる．これ以外にも，周期的に繰り返す波形を複数の周波数成分に分離して正弦波の合成で表すフーリエ変換という手法もある．フーリエ変換では，変換後にどの時点での波であるのかなどの時間的な情報が失われてしまうが，各周波数に対応した振幅と位相情報で表現すれば，連続量を離散的な数値で表したことになる．コンピュータを利用してこの処理を高速で行う処理方法にFFT（fast Fourier transform, 高速フーリエ変換）がある．

　最近，さまざまな用途に利用されるようになったウェーブレット変換は，時間とともに変化する周波数成分を分析する方法である．これは適当な時間枠（窓関数）を使って時間軸を移動し，対象となる波形をあらかじめ準備した波形（拡大，縮小した周波数バンドの群）で表現するものである．高い周波数の場合は時間幅を短く，低い周波数では時間幅を広げるなどの手法で，時間的に変化する波の局所的な周波数情報が得られ，時間−周波数の関係を解析することができる．用途に応じて

さまざまな変換方法が存在するが，連続量を離散的情報の組み合わせで表現できるので，ディジタル量としての取り扱いが可能になる．

コンピュータにおけるディジタル情報の取り扱いには以下のような特徴がある．

① 複製時に劣化がない

② 加工・編集・再利用することができる

③ 誤りを訂正しやすい

④ 検索が容易である

⑤ 統合的に扱うことができる

⑥ 少ない情報量で表現できる

⑦ 圧縮や保存が容易である

⑧ 情報の伝達に要する時間が短縮できる

2-1　A/D(analog to digital)変換

心電図や脳波などの生体電気信号などは，時間の経過とともに切れ目なく連続的に変化する値であるのでアナログ量である．コンピュータは情報を1と0の数値に置き換えて処理を行っているので，アナログ情報はそのままの状態ではコンピュータに取り込むことができない．そのため，アナログ情報を数値情報であるディジタル情報に変換する作業を経て，初めてコンピュータで処理することができる．

アナログ情報をディジタル情報に変換することをA/D変換という．A/D変換を行うときに必要な処理は大きく分けて2つある．1つは連続して存在する値から，どのような時間間隔でデータを拾い出してディジタル化するかということである．この操作を標本化（サンプリング）という．2つ目は，拾い出されたある点におけるアナログ量の大きさを，どの程度まで詳細に数値化するかという点であり，これを量子化と呼ぶ．

1) 標本化（サンプリング）

A/D変換において，アナログ情報を一定の時間間隔で取り込むことを標本化（サンプリング）という．一般にデータを標本化するときの時間間隔は周波数（単位はHz）で表現され，これをサンプリング周波数という．周波数は1秒間当たりに繰り返される回数であり，例えば0.01秒間隔で標本化したとき，サンプリング周波数は100Hz（1/0.01 = 100）となる．図6はあるアナログ情報をサンプリング周波数を変えて標本化した一例である．図6に示されるように，サンプリング周波数が高いと元のアナログ情報により近い情報を表現することができる．しかし，同時にデータの数が増えるので処理時間が増加したり，保存するためのメモリ容量を考慮する必要がある．

サンプリング周波数の選定には注意が必要である．これはメモリの容量などによる条件で適当に決めていいというものではない．サンプリング間隔が広すぎると，元のアナログ情報に含まれる有効な周波数成分が失われてしまう（図7）．理論的には元の情報に含まれる有効な周波数の最大値（最大周波数）の2倍より高いサンプリング周波数でサンプリングする必要がある．これをナイキスト（Nyquist）

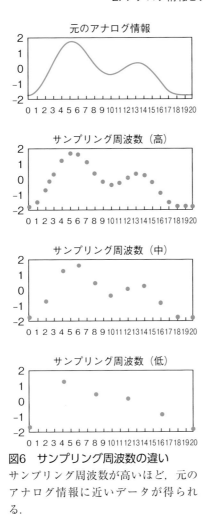

図6　サンプリング周波数の違い

サンプリング周波数が高いほど，元の
アナログ情報に近いデータが得られ
る．

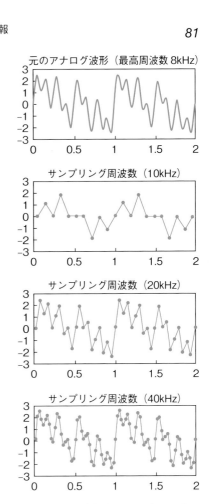

図7　アナログ波形のサンプリング

ナイキストのサンプリング定理より，
サンプリング周波数が16kHzを超え
てサンプリングした場合に，元のア
ナログ情報の周波数成分を保存する
ことができる．

のサンプリング定理という．例えば，音楽CD（compact disc）のサンプリング周波
数は44.1kHzでディジタル化されている．ナイキストのサンプリング定理に従うと，
0Hzから約22,000Hzの周波数成分の音が損失なくディジタル化されたことになる
が，人間の聞くことができる音の周波数（可聴域）は20～20,000Hzであるので，
音楽CDではほぼ忠実に音を再現することができるといえる．

2）量子化

　　量子化とは，アナログ情報の大きさを数値化することを指す．このとき，ある
基準の大きさ（最大値）を何段階の数値で表現をするかをあらかじめ決めておくこ
とが必要である．一般に段階の数を決める値はビットで表現するので，2のn乗数
となる．これを分解能といい，段階が多いほどアナログ情報を細かく表現したこ
とになる．

　例えば，サンプリングされた電圧（アナログ量）が8Vの大きさをもつとき，3ビットで量子化すると8段階（3ビット＝2^3通り）となるので，電圧を1V単位で数値化することになる．この方法では，ある時間のアナログ量の大きさが1.5Vのとき，あらかじめ約束（四捨五入や繰り下げなど）を決めておくことで，1Vまたは2Vとして数値化される．また，量子化できる大きさにはデータとして扱うビット数の制限が存在する．データ用に用意されたビット数を超えた場合は用意された桁以上の桁が必要となるので，一般には標本化と量子化に先立ってアナログ量の上限を制限しておく．これができない場合には最大桁を別に用意しておき，上限を超えたことが分かるようにしておくとよい．

　図8は，あるアナログ波形の基準を10Vでそれぞれ4，6，8ビットで量子化した波形である．4ビットでは16段階（2^4），6ビットでは64段階（2^6），8ビットでは256段階（2^8）に分解することから，1段階当たり4ビットで625mV，6ビットで約156mV，8ビットで約39mVとなる．図8に示されるように，量子化ビット数の大きいほうがより細かい変化まで再現していることが分かる．サンプリング周波数と同様，ビット数が増えるとデータの情報量が増えるので，処理時間が増加したり保存をするためのメモリ容量を考慮する必要がある．

2-2　画像のディジタル化

　画像情報のディジタル化においては平面上の位置（座標）に対する標本化と，それぞれの位置を特定の点で表したときの色や明度（輝度）情報についての量子化を考える必要がある．一般にコンピュータなどで扱われているディジタル画像は，ピクセル（ドットや画素ともいう）と呼ばれる小さな点の集合で構成されている．各点に色と明度情報が付与されて画像が作られている．画像1枚当たりのピクセル数が多い画像ほど細かな変化が表現できるので，鮮明できれいな画像になる．これを解像度といい（図9），アナログ情報における標本化に相当する．

　画像を扱う装置はさまざまであるが，印刷物（プリンタやスキャナなど）を扱う場合は一般的に解像度は1インチ（約2.54cm）当たりのドット数であるdpi（dots per inch）などで表す．相対的な長さで画像を扱うディジタルカメラなどでは，画像1枚当たりのピクセルの総数を表す画素数が使われる．例えば，ディスプレイに使われるモニタでは1画面の横方向と縦方向の分解能をそれぞれの画素数とし，両者の積が1画面当たりの解像度として用いられる．

　1ピクセル当たりの明度情報については，画像が色情報を含まない白黒（あるいはグレースケール）画像と色情報をもつカラー画像で，量子化の方法は異なる．このとき用いられる明るさの段階に対応したビット数のことを深度という．

　グレースケールの量子化では，白から黒までの明暗（あるいは濃淡）を何段階かで表現する．例えば図10に示すように量子化ビット数が増えるほど，明度の変化を細かく再現することができる．明暗を1ビットで量子化すると，画像は白と黒のみで表現される．このような処理のことを2値化という．

　画像情報は位置に対して2次元のデータをもち，それぞれの点に対して色や明るさをもつので，情報量が極めて多くなるのが特徴である．例えば，1024×1024

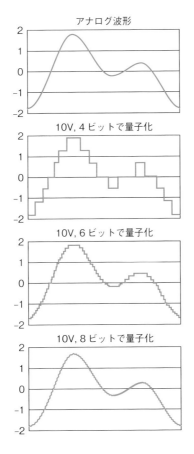

図8　アナログ波形の量子化

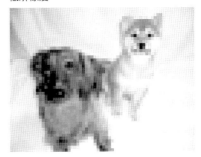

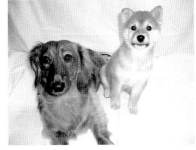

図9　解像度の違い

深度　　　　　色数
1bit＝2^1 通り　2 通りの情報→ □ ■
2bit＝2^2 通り　4 通りの情報→ □ ▨ ▨ ■
3bit＝2^3 通り　8 通りの情報→ □ ▨ ▨ ▨ ▨ ▨ ▨ ■

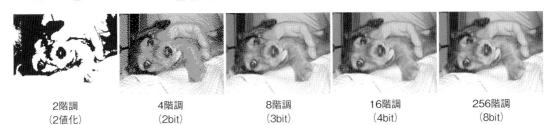

2階調 （2値化）	4階調 （2bit）	8階調 （3bit）	16階調 （4bit）	256階調 （8bit）

図10　グレースケール

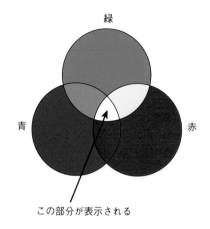

緑

青　　　　　　　　赤

この部分が表示される

図11　カラー画像

各色8ビットで量子化されたとき,
赤, 緑, 青の各色が256段階の強度をもつことででき
る色数は,
$$256 \times 256 \times 256 = 16{,}777{,}216色$$
もしくは8ビットの強度をもつ色が3種類なので,
$$2^8 \times 2^8 \times 2^8 = 2^{24} = 16{,}777{,}216色$$
となる.

画素の白黒写真を256階調の濃淡画像としてコンピュータに保存した場合に必要なメモリ容量は, 1画素当たりに必要な容量が256通りの濃淡を表示することができるので8ビット, すなわち1バイトである. 1枚当たり1024×1024画素で構成されているので,

$$1バイト \times 1024 \times 1024$$
$$= 1024バイト \times 1024$$
$$= 1kバイト \times 1024$$
$$= 1024kバイト$$
$$= 1Mバイト$$

となる.

　カラー画像は, 光の3原色である赤, 緑, 青を重ね合わせた組み合わせによって色が作成される. この3色の英語の頭文字をとってRGB (red, green, bule) 画像ともいう. カラー画像は, 各色の強度を重ね合わせることにより作成された色で表現され, 各色を何段階で量子化したかにより色数が決定される. 人間が識別可能な色数は約7,500,000色といわれており, 赤, 緑, 青の各色が8ビットで表現された場合の色数は図11に示すように16,777,216色になり, 実用上問題はない. しかし, これだけの色数を使えば1画面当たりのメモリ使用量は必然的に大きくなる. 前述の1024×1024画素に対して各色8ビットの色表現を与えた場合, 1画面に必要な情報量は

$$2^8 \times 2^8 \times 2^8 = 3バイト$$
$$3バイト \times 1024 \times 1024$$
$$= 3145kバイト$$
$$= 3Mバイト$$

に達する.

　動画とは, 少しずつ変化した画像を高速に切り替えることにより, 人間の目には動いているようにとらえられるものである. テレビやビデオの画像は1秒間が約30コマで構成されているので, ディジタル化された動画は非常にデータ量が多くなることは容易に察しがつくであろう. 前述したカラー画像を1時間のビデオ画面

として保存することを考えると，

　1枚当たりのメモリ数×1秒当たりのコマ数×時間

　すなわち，

　3Mバイト×30×60×60×1

　　　＝324,000 Mバイト

　　　＝324Gバイト

と，膨大なメモリ容量が必要になる．したがって，静止画像や動画の保存に際しては，再生や再利用の目的をあらかじめ考慮して，必要となる分解能や色数を決めておく必要がある．

2-3　データの冗長性と圧縮

　冗長とは，通常は文章や話に無駄が多くて長いことをいう．例えば「馬から落ちて落馬した」などの表現がそれに当たり，あまりよい意味に使われない．しかし，システムの設計などでは，シンプルなものをあえて冗長化するということも行われている．コンピュータに障害が起きたときにシステムが機能できるように予備のバックアップを配置しておくことは，トラブルに対するシステムの信頼性を維持することに役立っている．これは装置の冗長性だけでなく，データに対しても同じことがいえる．

　データのやりとりを行うデータ通信や転送などで，データの一部が障害を受けた場合，誤った計算がされたり，そのデータを必要とする処理に重大な影響が与えられることがある．コンピュータでは通信ラインにあるデータは1と0の組み合わせで表現されているので，たった1つのビットで1と0が入れ替わるだけで全く異なったデータとなってしまう．このように，データの一部の欠損や誤りは常に大きな障害となることが予想されるため，データ通信などでは誤ったデータを修正できるようにデータ自体に冗長性をもたせる工夫がなされている．

　情報理論では，冗長性は，「ある特定のメッセージを転送するのに使われるデータとしてのビット数から，そのメッセージで伝えるべき真の情報に必須なデータのビット数を引いた値」と定義されている．つまり冗長性は，あるメッセージのデータを転送する際に本質的には不要となる部分をどの程度もっているかに依存する．一般にデータに付加させる冗長性は無駄な情報のことをいうのではなく，情報の一部を人為的に重複させることでデータ転送時の誤りを発見する手段を提供することをいう．例えば，3つのデータA，B，Cを送るときに，1-A，2-B，3-Cなどと，順番を付けてデータを送る場合がある．単にA，B，Cでも通用するデータに番号を付けると，番号とデータの数が合わなければ番号かデータのいずれかに転送ミスがあることになり，再送信を要求するなどの対策を講ずることも可能になる．データの最後に付けるパリティビットも冗長性の一例であり，データの最後にそのデータセット内の1の数の個数を奇数偶数の1ビットを使って付加することで，データの誤りを発見する確率を高くし，訂正処理を実行することができる．これ以外にもさまざまなデータの冗長性は存在する．

　しかし，音声や音楽情報をデータ化する場合，人の耳には聞こえない周波数の

音は不要であり，冗長ではなく無意味ということになる．聞こえる周波数帯の中からデータを間引いても元の情報が伝えられ，音質が損なわれない場合に，この部分を冗長成分という．また，元のデータのサンプリング周波数を低くしても，音声が違って聞こえないようであれば，捨てたデータは冗長であったということになる．信号の大きさの分解能を上げることも冗長性を高めることになるが，画像データでは識別したい対象物の認識が十分に行うことができればそれ以上のデータは冗長であるといえる．しかし，音楽や画像における冗長性は質の問題にも関係する．絵画や音楽ではただ単に情報のみを伝達するのではなく，そこに表現された芸術的な世界を伝えるので，受け取る人の感性によって冗長性の度合が大きく異なることもある．

　データに存在する冗長性はデータ転送の信頼性の向上に不可欠であるが，一方でデータ量を増やすことになるので，転送時間が増えたり，保存用のメモリの容量が増大する．このため，必要に応じてデータ群から冗長となる部分を削除してデータ量を小さくすることも行われる．このような処理のことをデータ圧縮という．データ圧縮にはさまざまな方法があるが，可逆圧縮と非可逆圧縮に分類される．

1）可逆圧縮

　可逆圧縮とは，圧縮したデータを元の状態に戻したとき，データの欠損がない完全な元の状態に復元することができる圧縮方式のことである．文字情報や数値情報などの圧縮データを元の状態に戻したときに，少しでも異なった状態で復元されると内容が変わってしまい，圧縮の意味がなくなってしまう．特にプログラムのような処理の手順が記載されているようなデータの場合，わずかな変化が致命的な事態を引き起こす可能性がある．

　具体的な圧縮の方法として，連続した同じデータ群をそのデータと繰り返しの数に置き換えて圧縮する方法や，あるデータ群と同じデータ群を探してその場所の情報に置き換えて圧縮する方法などがある．可逆圧縮では圧縮できる量（圧縮率）は元のデータの構成によって大きく異なり，全く圧縮できない情報も存在する．したがって圧縮率について一定の数値を示すことは難しいが，一般には1/10程度しか圧縮することができないと考えておくとよいだろう．

　可逆圧縮されている一般的なファイル形式として，LHA，Zip，CABなどのファイル圧縮形式やGIF，PNG，PICTなどの画像ファイル形式などがある（詳しくは「第2章　コンピュータの基礎」の**表16**を参照）．

2）非可逆圧縮

　非可逆圧縮は，可逆圧縮とは対照的に，圧縮したデータを復元しても完全には元の状態に戻らない圧縮方式のことである．復元することで，ひずみや劣化が生じてしまうが，可逆圧縮に比べて非常に高い圧縮率で圧縮することができる（元の大きさの1/10から1/100程度まで）．画像情報や音楽情報など対象物の認識が十分に行うことができる情報の圧縮には有効な方法である．一般に，非可逆圧縮を利用したファイル形式として，画像データのJPEGや音声データのMP3，AAC，WMA，動画データのMPEG-2，MPEG-4などがある（詳しくは「第2章　コンピュー

タの基礎」の**表16**を参照）．なお，WMAやJPEGなどは可逆圧縮の設定も行うことができる．

　ディジタルカメラで撮影された画像データでは，JPEGファイルが標準的な形式として最もよく利用されている．JPEGファイルの圧縮方法はカラー画像を構成している光の3原色のRGBを，ビデオ信号成分であるYCbCrと呼ばれる輝度情報と参照色との色差情報に変換する．人間の視覚は輝度Yの変化のほうが，色の変化を表したCb（青の色差）やCr（赤の色差）よりも敏感であるので，CbとCrのデータの一部を削除しても認知される画像には大きな変化が現れない．

　次に，元の画像を8×8のブロックに分け，それぞれの領域で2次元的に並んだデータを周波数成分の行列に展開（DCT：discrete cosins transform，数学的には難しい処理であるが，簡単にいえば一種のフーリエ展開である）して，更にデータを量子化する．この過程でディジタル化と圧縮が行われるが，圧縮率は量子化の分解能として任意に決めることができる．あまり圧縮率を高くすると，各ブロックの境目が滑らかにつながらなくなるので，ノイズが目立つようになる．

　音声データの圧縮によく利用されるMP3ファイルは音楽CDとほぼ変わらない音質でありながらファイル容量を約1/10に圧縮しているデータである．MP3の圧縮原理はそれほど単純ではなく，いくつかの手法を組み合わせているが，その中で基本的な手法として最小可聴限界とマスキング効果がある．

　人間が聞くことができる周波数帯域である可聴域（20〜20,000Hz）のうち，よく聞こえる周波数帯域はおよそ2000〜5000Hzであり，これよりも高い周波数や低い周波数は聞こえにくいという特徴がある．すべての可聴域で，それぞれの周波数で聞き取れる音の最小限界を最小可聴限界という．この最小可聴限界を下回る音のデータを削除しても聞こえる音は変わらないので，データの数を削減することができる．

　また，**図12**のように，ある周波数の音が大きいとき，その周波数付近の小さな音は人間の耳では聞き取ることができないという特徴があり，これをマスキング効果という．**図12**のBの音によるマスキング効果によって付近の周波数の音のうち，

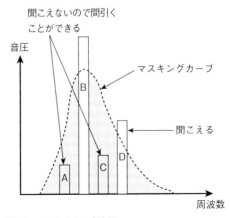

図12　マスキング効果

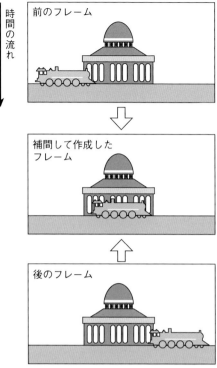

図13　Bフレームの補間方法

AやCは聞き取ることができないため，このデータを削除しても音質にはほとんど変化がみられない．これらを組み合わせることで，音質に影響を与えることなく大幅なデータ圧縮が可能になる．

　動画は静止画像に比べてデータ数が極めて多くなるので，高度な圧縮技術が要求される．

　動画のファイル形式であるMPEGファイルでは，1フレームの画面が必要とする枚数が保存され，時間的に各画像データが1枚ずつ連続して表示される．画像1枚当たりのデータ圧縮はJPEGファイルと同様の方法で行われている．動画データでは更に，フレーム間予測と呼ばれる時間的な変化に対する圧縮も行われる．連続的に映し出される動画データでは，再生される前後の画像が非常に似ていることが一般的な特徴として挙げられる．このとき，前後のフレームにおける画像データの違いに着目し，変化がない部分，あるいは変化が少ない部分はそのまま利用して時間的な冗長度を削減し，急激な変化だけを記録する方法が用いられている．

　一般的に3種類の方法がよく用いられている．Iフレームとは1枚ずつの画像のみ圧縮が行われる方法である．Pフレームとは，直前のフレームを基準にして変化した情報だけを記録する方法で，直前のフレームが存在しないと表現することができない．したがって，基準となるIフレームが少なくとも1枚必要となる．また，Bフレームは図13のように前後のフレームもしくは連続した2つのフレームから変化すると予測された情報を計算して記録する方法であり，この方法にも基準となるフレームの情報が必要である．

通信とネットワーク

通信とネットワーク

本章では，ネットワークの仕組みからネットワークセキュリティまでを解説する．始めにIPアドレスやパケット通信方式，インターネットの通信プロトコル (TCP/IP)，レイヤ構造など，ネットワークアーキテクチャについて説明する．更に，ネットワークを利用する際に必要な電子メールやWebに関する事柄，安全な活用に不可欠なウイルス対策やネットワークセキュリティについて述べる．

1. ネットワークの誕生と広がり

　コンピュータが利用され始めた当時は，コンピュータは単独で使用されていた（スタンドアローン）．コンピュータが普及し始めると，コンピュータ同士をつなげて離れた場所のコンピュータと情報のやりとりを行うことができるようになった．いわゆるコンピュータによる通信の始まりである．またコンピュータの通信によって，情報の共有化やコンピュータによる作業分担などが可能になり，その有用性が飛躍的に向上した．

　通信による情報のやりとりには，ルールが必要となる．例えば，はがきの書き方にルールがあるように，情報をどのような順番で，どのような形式で伝えるのかなどを，お互いに取り決めておく必要がある．この約束事をプロトコル（protocol，プロトコール，通信規約）と称している．

　1960年代には，電話回線と音響カップラ（acoustic couplers）を通信経路として，コンピュータ同士の通信が始まった．これは，コンピュータとコンピュータが1つの通信路で結ばれた単純なものである．

　その後，複数台のコンピュータ間で情報を取り扱う仕組みが考案された．これを応用してネットワークの研究が進み，小規模なネットワークがさまざまな場所で構築され始めた．更に，各地に点在する小規模なネットワーク同士をつなぐ通信経路も作られるようになっていった（図1）．このようにして，コンピュータネットワークは次第に規模を拡大し，今日では世界を網羅するネットワークができあがっている．

　現在，世界規模で利用されているネットワークはインターネットである．インターネットは多層のネットワークによって構成されている．小規模なネットワークであるLAN（local area network，ローカルエリアネットワーク）同士が結ばれて広域通信網としてのWAN（wide area network，ワイドエリアネットワーク）が形成され，更にこれらが接続されて大規模なインターネットとなる．

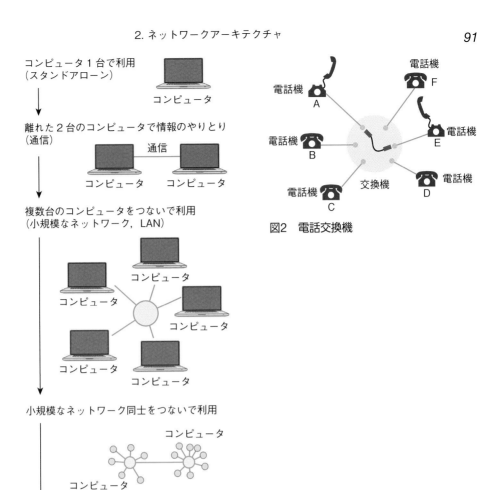

図1　コンピュータネットワークの広がり

図2　電話交換機

2. ネットワークアーキテクチャ

2-1　ネットワークプロトコル

　我々が毎日利用しているインターネットは，旧来の電話のシステムとは大きく異なった仕組みで動いている．ここでは，インターネットの概要について，通信の仕組みの基本から考えることにする．

1）電話の仕組み

　昔ながらの電話のシステムでは，交換機を中心として電話機同士が接続されている（図2）．電話をかける場合は，まず相手の電話番号を交換機に知らせる（ダイヤルする）．交換機は，ダイヤルしてきた電話の電線と相手の電線を物理的に接続する．このようにして実際に電話機同士を1本の電線でつなぎ，通信を確立する．

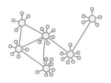

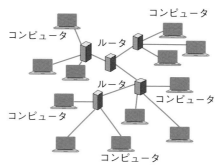

図3　コンピュータネットワークの構成

　電話機は電線によって1対1で接続されているため，ほかの電話機に通信内容が伝わることはない．したがって通常はほかの電話機を同時に接続することはできず，通信中の電話機に対して接続を試みても話し中となる．

　このシステムの特徴は，以下の通りである．

　①電話機同士を電話線で物理的に接続することで，通信する相手を決めている．

　②電話線の接続と切断作業は，交換機が行う．

　③通信が確立している電話機間の回線は，常時独占されている．

　少し見方を変えてみると，旧来の電話のシステムでは，情報伝達それ自体が目的ではなく，電線を接続することがシステムの主な目的ともいえよう．また，通信が確立している状態では，その回線は独占的に使われ音声（信号）の有無は接続の状態に関係しない．すなわち，情報のない無音の状態でも回線は占有され続けることになる．このようなことから，回線自体の利用効率はよいとはいえない．

2）インターネットの仕組み

　旧来の電話のシステムでは，電線を接続することで通信を確立していた．これに対して，インターネットでは，すべてのコンピュータが常にネットワークに接続した状態にある．つまり，自分のコンピュータをネットワークに接続した時点で，実際にはネットワーク上につながっているすべてのコンピュータと接続した状態になっていると考えてよい．その意味で自分のコンピュータは隣の机の上にあるコンピュータとも接続されているし，遠く海外のどこかの部屋にあるコンピュータとも接続されていることになる（図3）．このようにネットワークに接続された状態のことをオンライン状態という．

　しかし，単に複数のコンピュータが接続されただけでは個々のコンピュータを特定することができないため，通信はできない．そこで，それぞれのコンピュータに固有の番号が付けられている．この番号（電話では電話番号に該当する）がIP（Internet Protocol，インターネットプロトコール）アドレスである．ネットワークに接続されているすべてのコンピュータには，重複することがないように異なるIPアドレスが付けられており，インターネットでは，このIPアドレスを頼りにコンピュータ間で情報のやりとりをする．つまり，相手のIPアドレスを指定することで，特定のコンピュータへ情報を送ることができ，また，情報を受け取ること

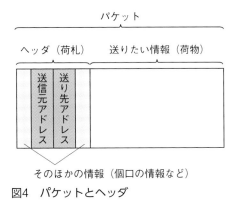

図4　パケットとヘッダ

もできる.

　インターネットでは,旧来の電話のシステムで使われていたような交換機は不要である.では,どのようにして,特定の相手に情報を伝えることができるのだろうか.

　インターネットで扱う情報は,伝えたい情報をパケット（packet）と呼ばれる形に加工して,やりとりされる.パケットは郵便小包や宅配便のように,送りたい荷物(情報)に荷札(ヘッダ)を付けることになっている(図4).ヘッダには,送り先のIPアドレスと送信元のIPアドレスが記載されており,情報自体に送り先と発送元を明記して送信することで,ネットワーク上のルートをたどって電話交換機に頼ることなく,相手に情報(パケット)を届けることができる.

　パケットはその大きさ(送れる情報量)が決められているので,送りたい情報が1つのパケットに収まらない場合は,複数のパケットに分割することになる.このとき荷札に相当するヘッダには,送り先と送信元のほかに,パケットが何個口の何番目であるかという情報も記載される.こうすることで,通信経路などの違いによってパケットが相手先に届く順番が変わってしまった場合でも,受け取り側で正しく並べ替えることができる.

　更に,パケットの大きさを適当なサイズに規格化することで,ネットワークの回線に送信先や送信元の異なる複数のパケットを混在させながら送ることもできる.このような通信を多重通信という.これにより回線が1つの通信に占有されることなく無駄なく利用できるので,かつての電話回線方式に比べると回線の効率は格段に向上する.

　旧来の電話が,端末と端末とを電線で直接接続することによって相手を決めていたのに対して,パケット通信方式は,通信の対象となるすべての端末同士を,あらかじめ接続した状態にしておき,送る情報自体に相手先を記載する仕組みになっている.

　情報を確実に届けることを主眼に考えた場合,通信の経路に依存しないことが大切である.例えば,ここから最寄りのA駅まで行きたいとする.考えられる道順は1つとは限らない.通常は最短距離となるルートを使うだろうが,仮にその道が工事などで通行止めになっていた場合は迂回してほかのルートを使うだろう.複

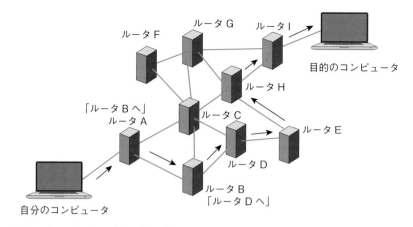

図5　ルータによるパケットの転送
ルータはパケットを目的のコンピュータに最も短時間で到達できる経路に転送する.

数のルートを確保すれば, ルートの一部に障害がある場合も最終的には多少時間がかかってもA駅にたどり着くことができる.

　インターネットは, 多くのコンピュータ同士が網目のようにたくさんの線(経路)で結ばれているため, パケットを届けるルートも数多く存在する. このように, インターネットで使われている通信システムは, どのような経路を使おうが, 多少時間がかかったとしても, 最終的にはパケットを目的地に届けられるように作られている. 元来, このシステムは回線をより強固にする手段として考えられてきた方法である. 従来の電話回線ではその一部が切断されると, その回線を物理的に復旧しない限り通信が途絶えてしまう. この問題を解決するために, 米国では戦争や災害などで通信回線が部分的に破壊されても, 全体が停止しない強固な通信手段としてのコンピュータネットワークシステムの開発が行われた. インターネットによる通信手段はこの概念を発展させて作られたものである.

　パケットはどのようにして, 目的のIPアドレスのコンピュータや機器に届くのだろうか. ネットワークの中にはパケットを転送(中継)するルータ(router)などの機器が無数に配置されていて, これらが通信ケーブルなどで結ばれている(図5). ルータはパケットの行き先を指示する (ルーティング) 機能をもっており, これにより最適な経路を通ってパケットが目的地に到着することができる (経路選択, 経路制御).

3) インターネットへの接続

　インターネットは, ネットワークとしてひとときも休むことなく動作している. 単純に考えれば, インターネットに接続するコンピュータも同様に, 常に稼働させておく必要があり, また, インターネットに接続する回線も, 常時接続しておかなければならないということになる. しかし, 一般の利用者がこのような環境を維持するのは現実的ではない. 留守中や就寝中など, インターネットを使わないときは, コンピュータの電源は切ってしまうだろう.

　そこで, 個々のコンピュータをネットワークに接続させるための設備を揃えて,

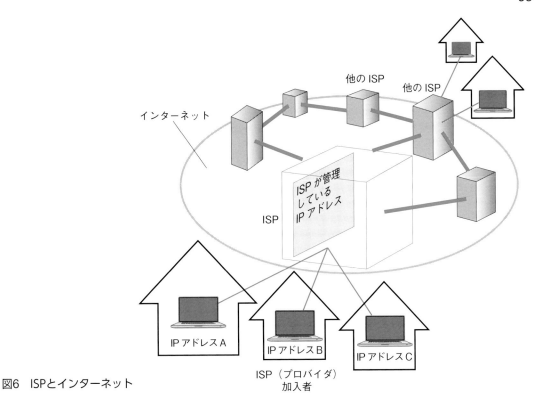

図6　ISPとインターネット

　　　インターネットの一時利用ができる仕組みをもつ会社が存在する(**図6**). この会社
　　　は, インターネット接続サービスプロバイダ(ISP：internet service provider, プロ
　　　バイダ) と呼ばれ, インターネットに接続する際に必要なIPアドレスを, そのつど
　　　ユーザにレンタルしている. 更に, メールアドレスの発行とメールの送受信, ホー
　　　ムページやブログの開設と管理, 迷惑メールの排除, コンピュータウイルスなど
　　　の不正プログラムの駆除などのサービスを追加しているプロバイダもある.
　　　　インターネットに接続するためには, プロバイダのほかに, プロバイダと自宅
　　　を結ぶ回線が必要である. この回線として, 既設の電話回線(アナログ)以外にも,
　　　ISDN [integrated services digital network, INS (information network system) サー
　　　ビスの一種] やADSL (asymmetric digital subscriber line), 光ファイバ通信などが
　　　利用できる. ユーザは自身の利用目的に照らして, 必要とする通信速度や利用時
　　　間数, 利用料金のほか, 設置場所などの条件に適した回線を選択する. この回線
　　　を提供する会社とプロバイダは, 異なる会社であることが多い.

4) インターネット接続のための通信回線

　　　　自宅でインターネットに接続するためには, 自宅からISP(プロバイダ)までの通
　　　信線が必要になる. 最近では通信回線の技術進歩によって, 一度に大容量のデー
　　　タを送受信できる高速インターネット回線が利用できるようになった. このよう
　　　な高速インターネット回線のことをブロードバンドという.「ブロード」とは「広
　　　い」という意味であり, 音声を直接伝える従来の電話回線の利用ではなく, 広い通
　　　信帯域を使って多重の通信を行うことで高速かつ大容量の情報をスムーズにやり

とりすることができる.

① ダイヤルアップ接続

　通常の電話回線を，そのまま利用してインターネットに接続する方法を，ダイヤルアップ接続と称し，ブロードバンド開始以前に一般向けインターネット接続サービスで採用されていた．電話回線本来の音声信号を伝達する規格に準じた方法で通信を行う点が，後述のDSL（digital subscriber line）と異なる．つまり，通信したい情報を音声信号に変換して，電話回線を利用して伝達するダイヤルアップ接続では，利用できる周波数帯域が狭いため（ナローバンド），後述するDSLや光ファイバ（FTTH：fiber to the home）に比べ通信速度が遅い．通信速度は，アナログモデムで56kbps，ISDNで128kbpsまでである．しかしその一方で，電話回線は世界中のほとんどの場所で利用できるため，ブロードバンドなど通信用のインフラが整っていない地域でも，ダイヤルアップ接続ならネットワークを利用することができるというメリットがある．

　ダイヤルアップ接続のプロトコル（通信規約）は，PPP（point to point protocol）を用いることが多い．このプロトコルは，TCP/IP（transmission control protocol/internet protocol）プロトコルとの接続が考慮されている（データリンク層プロトコル）ため，インターネット接続に適している．

　接続機器は，音響カップラやアナログモデムで，ISDNではDSU（digital service unit）やターミナルアダプタ（TA：terminal adapter）などが用いられる．

② DSL

　既存の電話回線（subscriber line, 加入者線）を使ってネットワークに接続することができれば，新たに専用の回線を設置する手間を省くことができる．電話回線は，音声信号の伝達を目的としているため，特定の周波数帯域（0.3kHzから3.4kHz）だけしか使用していない．そこで電話回線で利用していない周波数を使えば，同じ回線上に別の信号を伝達することができる．この方法なら電話と同時にインターネットを利用することが可能となる．これをDSLと呼んでいる．DSLは，電話で利用している周波数よりも高い周波数（26kHz以上）で，広い帯域を使って通信を行い，通信速度の向上を図っている（図7）.

　しかし，この方法にもおのずと限界はある．電話回線は音声のアナログ伝送を

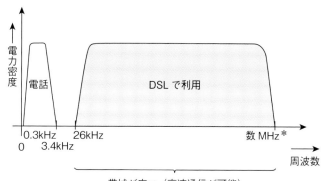

図7　DSLの帯域幅

＊：ADSLは3.75MHz，VDSLは12MHz
　　（ISDNは，0〜320kHz）.

目的に設計されているので，本来の目的よりも高い周波数での利用には問題が生じる．例えば，利用する信号の周波数が高くなると，信号が減衰しやすく遠距離まで信号が到達できない．つまり距離の制約がある．また，信号の周波数がISDNやAM（amplitude modulation）ラジオ放送などで使われている周波数に近いため，それらの影響を受ける場合がある．更に，回線の状態の良し悪しによって，必ずしも期待される通信速度や到達距離が得られるわけではない．

③ ADSL

　DSLの1つであるADSLは，ネットワークの利用実態に合わせて，ユーザが情報を受ける（ダウンリンク）速度と情報を送る（アップリンク）速度が異なるように調整されている．具体的には，ADSLで利用できる全周波数帯域のうち，ダウンリンクに使う周波数帯域を広く取って速度を速くし，アップリンクに使う帯域を狭くして速度を抑えてある（図8）．そのため日本語ではADSLを非対称速度型デジタル加入者線という．

　一般的にADSLは自宅（接続したい場所）から最寄りのNTT収容局までの間で利用し，NTT収容局からISP（プロバイダ）までは光回線などの専用線で接続されている．収容局までの距離がおおむね8 km以内であれば，ADSLを利用することができる．

　DSLにはADSLのほか，集合住宅で利用されるVDSL（very high bit rate DSL）やSDSL（symmetric DSL，対称速度型デジタル加入者線），電話回線を2対使うHDSL（high bit rate DSL）などがある．そのため，これらを総称してxDSLと呼んでいる．

④ 光ファイバ

　電線（メタリックケーブル）の代わりに，FTTHを用いた通信が普及してきている．FTTHは，2層構造（コアとクラッド）のガラス製ケーブルの中に，信号を加えたレーザ光を導入する．レーザ光はケーブル内を反射しながら進み，信号を伝える．

　FTTHは，振動数が極めて高い「光」に情報を乗せるため，およそ1Tbps（1000Gbps）という極めて高い通信速度での通信が可能である．FTTHの通信速度は，家庭用として100Mbpsから1Gbps程度が一般的だが，10Gbps程度のものも実用化されている．

　近年では，ガラス製のファイバのほか，プラスチック製のファイバも通信に用いられ始めている．FTTH方式の普及に伴い，ADSLの利用者は減少してきている．

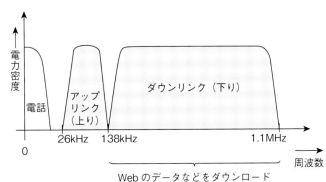

図8　ADSL（非対称速度型デジタル加入者線）
アップリンクとダウンリンクの帯域幅を非対称にしてある．図はG.dmt（ADSL 8Mbpsサービス）．

接続機器は，DSLはDSLモデム（ADSLはADSLモデム），FTTHは光ネットワークユニット（ONU：optical network unit）を用いる．

5) プロトコル（通信規約）

　例えば，郵便には一定の書き方や送り方，受け取る方法がある．現代人なら，はがきを書くときに，相手の住所を書く場所に自分の住所を書いたり，送りたい郵便物を自宅のポストに投函したら相手には届かないことや，郵便物のサイズや重さ，料金には定められた基準があることは常識である．

　コンピュータ同士の通信に際しても，通信システムにかかわるある約束事が存在し，これを包括してプロトコルと呼んでいる．インターネットで使われているプロトコルはTCP/IPと呼ばれている．TCP/IPでは，インターネットで使う電線の性能やコネクタの形状を始め，電気信号の規格や区分けされた情報としてのパケット，レイヤ構造，アプリケーションソフトに要求されるデータの扱い方まで，細かく定められている．インターネットに接続されるハードウエアやソフトウエアは，すべてこの決まりに合致するように作られている．これらの機器やソフトウエアを正しく動作させればインターネットの利用が可能になる．

2-2　IPアドレスとパケット

1) IPアドレス

　IPアドレスは数多くのコンピュータが接続しているインターネットで，コンピュータを識別するために用いられる．例えると電話番号のようなもので，番号だけで相手を特定しているため，番号に重複があると混乱するので，唯一無二でなければならない．

① IPアドレスの構成

　IPアドレスは32ビットあり，通常は8ビットずつドットを使って4つに区切り，10進数で表すようにしている（例：192.168.0.1）．

　IPアドレスはネットワークアドレス部と，ホストアドレス部で構成されている（図9）．4つの区切りのうち，いくつをネットワークアドレスに割り当てるかについては規則があり，クラス（A〜E）によって異なる．例えば，3つをネットワークアドレスに割り当てた場合（クラスC），残りの1つをホストアドレスとして割り当てることになる．この場合，ホストアドレスは8ビット（256通り）利用することができる．ただし，0と255は，規定では使ってはいけないことになっている．つまり，クラスCでは1ネットワークアドレスについて，コンピュータなど254台分に割り当てることができる．例えば，192.168.1をネットワークアドレスとすると，192.168.1.1〜192.168.1.254のIPアドレスが利用できる．

　クラスBでは4つ区切りのうち2つをネットワークアドレスに割り当てる．この場合，規定で0と65535が使えないので，1ネットワークアドレスで，65534台分のIPアドレスを利用することができる．クラスBは中規模から大規模なネットワークで用いられる．

　同様にクラスAでは，規定によりネットワークアドレスがクラス識別で7ビットしかないので，ネットワークアドレスが126個しか利用できない．ネットワーク

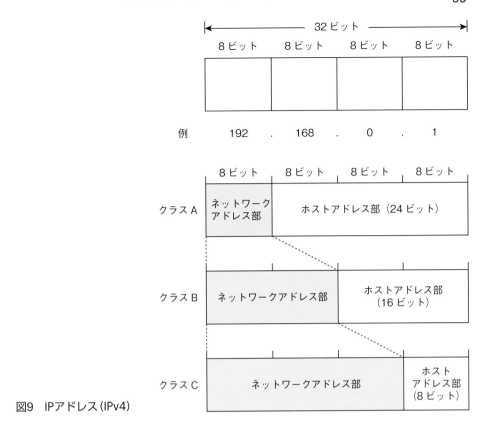

図9　IPアドレス(IPv4)

内でこのうちの1つのアドレスにつながるホストアドレスとして，残りの24ビッ
トで16,777,214台（約1600万台）分を管理することができる[注1]．

② IPアドレスの管理（グローバルIP）

　IPアドレスは重複がないように登録と管理を行う必要がある．ICANN（Internet
Corporation for Assigned Names and Numbers，アイキャン）が，これらを全世界
的に統括して各国地域のIPアドレス（範囲）を決めている．実際にはIPアドレスに
ついて各国地域にあるICANNの下部組織が登録と管理を行っている．

　わが国ではJPNIC[注2]［Japan Network Information Center，（一社）日本ネットワー
クインフォメーションセンター］が，国内の組織やISPなどにIPアドレスの割り振
りを行っている．ISPでは割り振られた範囲でISPユーザにIPアドレスを貸与して
いる．JPNICに問い合わせれば，IPアドレスから利用者の所属している組織や使っ
ているISPが分かる．ISPは貸与しているIPアドレスのユーザを把握しているので，
基本的には，IPアドレスが分かれば，使っているコンピュータや利用者を特定す
ることも可能となる．

2) パケット（packet）

　　宅配便や小包（packet）のように，送りたい情報に送り先と発送元を明記した荷

注1　クラスA は管理台数が多いため，一般には利用されない．
注2　（一社）日本ネットワークインフォメーションセンター（JPNIC）（https://www.nic.ad.jp）：わが国のイ
ンターネット黎明期に作られたJUNET（Japan University NETwork）の管理組織JNICを前身としている．

表1　パケットのヘッダ(IPヘッダ)

番号	項目	説明
①	バージョン	IPのバージョン(現行は4)
②	ヘッダの長さ	バイト数
③	サービスタイプ	IPサービス(転送処理)の品質をリクエスト
④	パケットの長さ	バイト数
⑤	識別子	個口に分けた元
⑥	フラグ	個口の最後
⑦	フラグメントオフセット	何個口の何番か
⑧	生存時間	ネットワーク上の有効期限
⑨	プロトコル	TCP
⑩	チェックサム	IPヘッダの誤り検出
⑪	送信元アドレス	
⑫	送信先アドレス	
⑬	オプション	
⑭	パディング	オプション使用時のサイズ調整

　札に当たる情報を付加して送信すれば，どのような経路をたどったとしても最終的には目的地に届けることができる．また，パケットの大きさ（長さ）を特定のサイズに規格化することで，通信路(伝送路)を1つの情報が長時間占有することなく，ほかの人たちのパケットと混在させながら通ることができる．規格サイズに収まらない大きな情報は複数のパケットに分割して送信する．パケットには送信先のIPアドレスや送信元のIPアドレスなどが付いているが，このとき，それぞれのパケットに個口と順番を明記しておくことで，仮に順番通りにパケットが届かなくても，相手先で並べ直すことができる．

① パケットの構成

　　パケットは，パケットを届けるための情報が記されている荷札(ヘッダ)の部分と，送りたい情報の部分で構成されている．

② パケットのヘッダ（IPヘッダ）

　　パケットのヘッダには，宛先IPアドレスと送信元IPアドレスのほか，表1のような情報が含まれている．

　　分割したパケットは，ヘッダ情報に含まれている識別子，フラグ，フラグメントオフセットを用いて元に戻すことができる．また，何らかの理由で同一のパケットや，到着済みのパケットがネットワーク上に残る場合があるが，ネットワーク上に不必要なパケットが存在しないように，パケットには有効期限(生存時間，転送回数制限)を設けてある．

　　パケットのヘッダ(IPヘッダ)は，32ビットが6つ，計192ビットでできており(図10)，これらがつながった形で送信される．

3) IPv（Internet protocol version）4からIPv6へ

　　IPアドレスはコンピュータだけでなく，プリンタやサーバ，ルータなど，ネットワークに接続している機器には必ず付与する必要がある．また，将来，さまざまな機器や家電製品もネットワークに接続(IoT：Internet of Things)されることが想定されており，IPアドレスの枯渇が懸念されている．

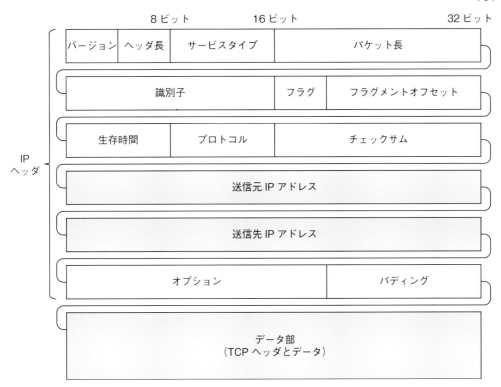

図10　IPヘッダの構成(IPv4)

　そこで，IPアドレスを拡大する新たな規格が利用され始めている．現在，IPアドレスは，32ビットからなるIPv4という規格であるが，これを128ビットからなる新しい規格(IPv6)に移行しつつある．既に，多くのISPを始め，パーソナルコンピュータのOS(operating system)もIPv6への対応が済んでいる．

　IPv6は128ビットあるため，最大2^{128}通りのIPアドレスを利用することができる．利用できるIPアドレスの数は，ほぼ無制限と考えてよいだろう．個数に制限なくIPアドレスを発行できれば，系統的な管理や運用が行えるだけでなく，効率的なルーティングが可能になる．また，発行できるIPアドレスが多いためIPv4のようにクラス分けがない．IPv6はパケットのヘッダも改良されており，ヘッダの項目が少なくなっている(図11)．

　このように，IPv6はIPアドレスの拡大のほか，セキュリティや認証，伝送路の効率的な利用といった機能ももっている．

　また，IPv6ではIPアドレスを16ビットごとに「：」で区切って扱っている（例：1078:0000:0000:0000:0000:012C:123F:017A）．

2-3　TCP/IP

　IPに足りない機能を補うのがTCPである．インターネットでは，この2つのプロトコルを併せて利用するTCP/IPプロトコルが標準として使われている．実際は，IPの上にTCPが乗る形（プロトコルスタック）で利用されている(図12)．TCP/IPとは，このような仕組みを表すだけでなく，インターネットで用いているプロトコ

IP アドレス

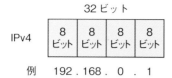

32 ビット

IPv4
| 8 ビット | 8 ビット | 8 ビット | 8 ビット |

例　192 . 168 . 0 . 1

128 ビット

IPv6
| 16 ビット | 16 ビット | 16 ビット | 16 ビット | 16 ビット | 16 ビット | 16 ビット | 16 ビット |

例　1078 : 0000 : 0000 : 0000 : 0000 : 012C : 123F : 017A

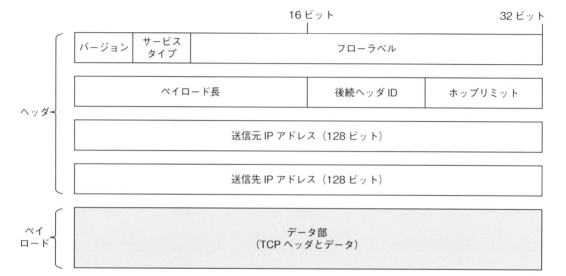

図11　IPv6のIPアドレスとヘッダ

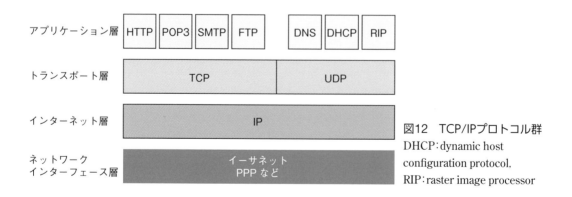

図12　TCP/IPプロトコル群
DHCP：dynamic host configuration protocol,
RIP：raster image processor

ルの総称でもある.

1) IPを補うTCP

IPだけでは，長く複雑な経路をほかのパケットと混在しながら，送り届けることが難しい．例えば，経路の途中でパケットがノイズや機器の不具合で破損したり，

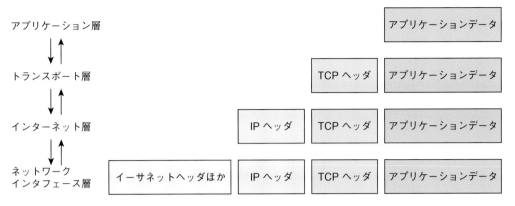

各層（レイヤ）で必要な情報をヘッダに納め，パケットの先端に追加する．

図13　TCP/IP　各層のデータ構成（イーサネットトレーラは省略してある）

送信先が行方不明で届けられない場合がある．

　そこで，TCPにはパケットを確実に送受信できるようにするため，送信先とパケットの到着を確認しあったり，損傷していた場合はパケットを再送する仕組み（エラー訂正機能）が盛り込まれている．主な機能は，次の通りである．

　① 送信先の受け入れ状態を確認
　② パケット到着を確認
　③ パケットの損傷や消失時の再送要求
　④ 送信先へ送信終了を報告
　⑤ 個口のパケットを復元

　このように，TCPは信頼性を確保する目的で利用されている．しかし，信頼性が高い半面，処理にやや時間がかかる．そこで，信頼性が低くても高速なほうがよい場合（ストリーミングなど）は，TCPの代わりにTCPを簡略化したプロトコル（UDP：user datagram protocol）を使う場合がある．

2）TCPヘッダ

　パケット構造は，IPヘッダに続いてTCPヘッダ，次にデータとなっている（図13）．これは送信に際してデータにTCPヘッダを付け，更にIPヘッダを付けたからである．TCPのヘッダには機能に合わせて項目が設けられている．それぞれの項目の機能を表2に示す．

　TCPヘッダにはIPアドレスなどの送信先や送信元の情報は含まれない．IPがパケットをコンピュータに届けるまで，TCPが届いた後に利用されるプロトコルである．

　また，UDPヘッダではTCPヘッダの項目の一部が省略されており，送信元ポート番号，送信先ポート番号，ヘッダ長，チェックサムだけで構成されている．このためUDPは誤り訂正や再送の機能をもたない．

3）ポート番号

　IPがコンピュータを特定した結果，送信したパケットは指定されたコンピュータに届けられる．しかし，コンピュータで複数のアプリケーションソフト（プログラム）が稼働している状態では，届いたデータをどのアプリケーションへ渡せばよ

表2　TCPヘッダの内容

番号	項目	説明
①	送信元のポート番号	利用したサービス
②	送信先のポート番号	利用したいサービス
③	シーケンス番号	個口の通し番号
④	応答確認番号	パケットの受け取り確認
⑤	ヘッダ長	TCPヘッダの大きさ(長さ)
⑥	リザーブ	将来使うことが可能
⑦	コードビット	通信の開始や終了の通知
⑧	ウインドウ	通信途中で受け取り可能なバイト数
⑨	チェックサム	パケットの誤り検出
⑩	緊急ポインタ	緊急を要するデータの格納場所を指示
⑪	オプション	(通常は不要)

表3　ポート番号とサービス

20	ファイル転送(データ本体, FTP-data)
21	ファイル転送(制御, FTP)
22	セキュアシェル(SSH)
23	ネットワーク経由でコンピュータの操作(Telnet)
25	メールの送信と転送(SMTP)
53	コンピュータ名からIPアドレスへの変換(DNS:domain name system)
80	Webサーバへのアクセス(ホームページ, HTTP(hypertext transfer protocol))
110	メールの受信(POP3)
443	Webサーバへのアクセス(HTTPで暗号化あり)

SSH：secure shell

いのかが決まらない．そこで，パケットを渡すアプリケーション（サービス）を識別するためにポート番号が用いられている．ポート番号はアプリケーションで与えられるサービスごとに定められているため，送信元から指定されたポート番号からデータを渡すサービスが識別できる．

　ポート番号は0番から65536番まであり，0～1023番まではあらかじめ決められている(well known ports，ウェルノウンポート，よく知られているポート番号)．例えば，ホームページは80番，メールの受信は110番，ファイル転送は20番と21番などである．ウェルノウンポートは，ICANN[注3]が管理している．ICANNは，このポート番号のほか，IPアドレスやドメイン名も管理している．

　次に，主なポート番号とサービスを表3に示す．このうち53番はTCPではなくUDPで利用される．

　また，ウェルノウンポートのほか，1024～49151はアプリケーションで割り当てが決まっており（registered ports numbers，予約済みポート番号），49152以降は自由に利用できる（dynamic and/or private ports numbers，動的またはプライベートポート番号）．

注3　IPアドレスやドメイン名の割り当てなどの管理は，南カリフォルニア大学やボランティアで運営するIANA（Internet Assigned Numbers Authority）からICANNに移った．現在，IANAはICANNの機能の名称として残っている．

4) イーサネットヘッダ

イーサネットヘッダは，おもにネットワーク機器間のやりとりに必要な情報を扱っている．ネットワーク機器やその部品には，製造時に割り当てた固有の識別番号（MACアドレス：Media Access Control address）を持っており，イーサネットヘッダには，送信先MACアドレスと送信元MACアドレスが記録されている．

5) OSI参照モデルとTCP/IP

OSI（open systems interconnection）参照モデルは，世界標準の通信プロトコルとしてITU（International Telecommunication Union，国際電気通信連合），ISO（International Organization for Standardization，国際標準化機構）などが中心となってまとめたモデルである．OSI参照モデル（OSI basic reference model）は通信の機能ごとに独立したプロトコルをもたせ，これらを層状（レイヤ）に組み合わせて利用する仕組みとなっている．

しかし，現在ではインターネットが普及しており，インターネットのプロトコルとしてTCP/IPが用いられているため，事実上TCP/IPが世界標準の通信プロトコルとなっている．

① プロトコルのレイヤ構造

OSI参照モデルは通信の機能ごとに層状に組み合わせてこれを利用するしくみである．このモデルは全部で7層の構造をもち，最下層は通信のハードウエアに関する規定（プロトコル），最上位層はアプリケーションソフトウエアに関する規定となっている（図14の7層）．

各層で機能ごとにプロトコルが完結しているため，1つの機能（層）に規格変更があっても，ほかの層はこの影響を受けることがない．

前述のTCP/IPは，IPにTCPを重ねるように利用している．このように，インターネットで利用しているTCP/IPも，OSI参照モデルと同様にプロトコルを重ねて利用している．

② OSI参照モデルの構成

OSI参照モデルは次の7層で構成されている．

A)アプリケーション層（application layer）

最上位層で，ユーザが意識して利用している通信アプリケーションのレベル．

OSI参照モデル		TCP/IP プロトコル群
アプリケーション層		アプリケーション層
プレゼンテーション層		
セッション層		
トランスポート層		トランスポート層
ネットワーク層		インターネット層
データリンク層		ネットワークインターフェス層
物理層		

図14 TCP/IPプロトコル群とOSI参照モデル

B)プレゼンテーション層（presentation layer）

アプリケーション層のデータを符号化し，セッション層に渡す．逆にセッション層から上がってきたデータを復号し，アプリケーション層に渡す．

C)セッション層（session layer）

データを伝送する方式や経路に関する機能．

D)トランスポート層（transport layer）

データの多重化や連結，再送，エラー検出など品質に関する機能．

E)ネットワーク層（network layer）

ネットワーク間の通信に関する機能．

F)データリンク層（data link layer）

データリンクの確率や開放，フロー制御に関する機能．

G)物理層（physical layer）

物理的な接続や伝送方式，信号の電気的な規格．ケーブルやコネクタ，インターフェースの規格も含まれる．データの内容には関与していない．

OSI参照モデルでデータを送信する場合は，アプリケーション層で扱っているデータを順次下位層に移動してデータリンク層まで下ろしていく．データリンク層まで下ったデータは，コンピュータを離れ，ネットワークを介して，相手のコンピュータのデータリンク層にたどり着く．今度は逆に順次，上位層に移動し，相手のアプリケーション層に到達する．

OSI参照モデルでは，前述のIPはネットワーク層，TCPはトランスポート層に該当する．

③ OSI参照モデルとTCP/IPの比較

OSI参照モデルとTCP/IPの層構成と比較してみよう（**図14**）．OSI参照モデルが7層で構成されているのに対し，TCP/IPは4層で構成されている．

ただし，TCP/IPプロトコル群はOSI参照モデルに準拠しているものではないため，完全な一致はしていない．

TCP/IPの各層は次の通りである．

A)アプリケーション層

TCP/IPのアプリケーション層は，OSI参照モデルのアプリケーション層，プレゼンテーション層，セッション層を合わせて，1つの機能（層）としている．

B)トランスポート層

TCP/IPでTCPまたはUDPを受けもつトランスポート層は，OSI参照モデルのトランスポート層に該当する．

C)インターネット層

TCP/IPでは，IPを受けもつインターネット層は，OSI参照モデルのネットワーク層に該当する．

D)ネットワークインタフェース層

OSI参照モデルのデータリンク層と物理層を合わせて，1つの機能（層）としている．TCP/IPではLANのデバイスドライバを用い，物理ネットワークはイーサネットと

いう技術規格に従う.

6) TCP/IPにおけるデータの流れ

TCP/IPにおけるデータの送信を，流れに沿ってみてみよう.

まず，メールの文章や画像のファイル，Webページの呼び出しなど，アプリケーション層で作られたアプリケーションデータ（データ）は，送信ボタンを押して送信を指示すると，下層のトランスポート層へ送られる.

トランスポート層では，このデータにTCPヘッダを付与する（図15）.データには層ごとに各層のヘッダが付与されることになっており，付与されたヘッダによって各層で必要な情報を記載する（実際はヘッダのほかに，パケットの終了を示すトレーラも付与される）.

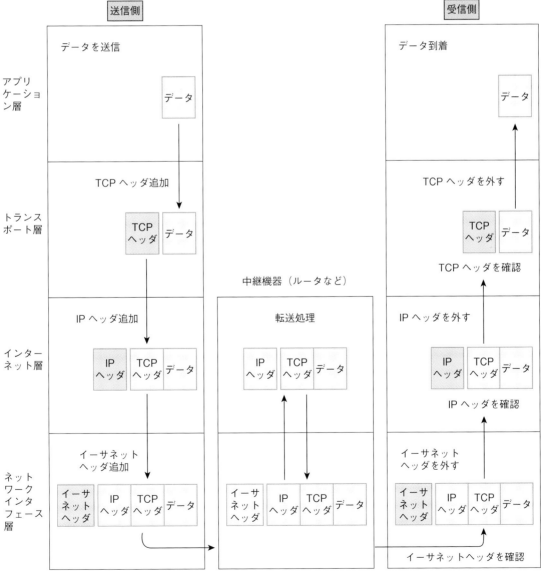

図15　TCP/IPにおけるデータの流れ

　　サービスによってTCPヘッダまたはUDPヘッダのいずれかが選択されて付与される.

　　TCPヘッダを付けたデータは下層のインターネット層に下り，IPヘッダが重ねて付けられる．既にデータの前にTCPヘッダがあるので，この層では先頭から，IPヘッダ，TCPヘッダ，データの順で構成される．更に下層に下りてネットワークインタフェース層に入ると，イーサネットヘッダが付与される.

　　次にデータはコンピュータを離れ，物理層に入りイーサネットを使ってネットワークに流れ込む．ネットワークでは中継機器（ルータなど）を通るが，中継機器ではネットワークインターフェース層からインターネット層に上がって処理を受けた後，再びネットワークインターフェース層に下り，更に先へ進む.

　　いくつかの中継機器を経由した後，目的のコンピュータに到着すると，ネットワークインターフェース層から，今度は逆に層を上っていく．層を上がる度に，対応するヘッダの情報が利用され，利用を終えたヘッダは外されて残りが上層へ移動する．ネットワークインタフェース層ではイーサネットヘッダを外し，インターネット層に上がる．同様にIPヘッダを外してトランスポート層へ上がり，最後にTCPヘッダを外して，アプリケーション層に到達する.

2-4　グローバルIPアドレスとプライベートIPアドレス

1) グローバルIPアドレス

　　IPアドレスは，インターネットでネットワークに接続しているコンピュータを特定するために利用されている．インターネットで使われているIPアドレスは，後述のLAN内で用いるIPアドレス（プライベートIPアドレス）と区別するために，グローバルIPアドレスと称している.

　　グローバルIPアドレスは電話番号と同様に重複があると混乱するため，インターネット上で唯一でなければならない．そこで，ICANNによって全世界的に一元管理されており（「2-2　IPアドレスとパケット，1)IPアドレス，②IPアドレスの管理（グローバルIP)」を参照），重複がないように設定されている.

　　インターネットを利用するためには，このグローバルIPアドレスを取得する必要がある．一般的には，ISPと契約してISPの保有・管理する複数のグローバルIPアドレスの1つを貸与してもらう．貸与に際してレンタル期間を設けている場合があり，この場合，一定の時間が経過するとほかのIPアドレスに変更される．また，レンタル期間を設けていないISPでも，接続ごとに変更していることが多い．これは，保有するIPアドレスの効率的な運用とセキュリティの観点からで，グローバルIPアドレスを固定しておくと，外部から攻撃を受けるリスクが高くなるためである.

2) プライベートIPアドレス

　　自宅や職場で複数のコンピュータを同時にインターネットに接続する場合を考えてみよう．通常，ISPから提供されるグローバルIPアドレスは1契約で1つである．グローバルIPアドレスはネットワーク内で唯一でなければならない．しかし，別の見方をすれば，同一のネットワークでなく別のネットワークであれば，同一の

IPアドレスを自由に扱っても問題は起こらないということになる.

　インターネットに接続することを前提にLANを構築する場合は，インターネットで使われているプロトコルに合わせておくと効率がよい．LANはインターネットと同様にTCP/IPで構築されているため，コンピュータなどネットワークに接続する機器は，IPアドレスで特定することになる.

　インターネットのIPアドレスなどを管理しているICANNは，LAN内のコンピュータやネットワーク機器のIPアドレス（プライベートIPアドレス）が利用できるアドレスの範囲を決めている．クラスAは10.0.0.0〜10.255.255.255，クラスBでは172.16.0.0〜172.31.255.255[注4]である．クラスCであれば，192.168.0.0〜192.168.255.255[注4]を利用することになる.

2-5　LANの構築に使用される機器

　自宅や職場で，インターネットとは別の小規模なLANを新たに構築し，それをインターネットに接続することがある（図16）．LANは接続しているコンピュータ数が比較的少ない，会社や学校，家庭などの単位で利用する小規模のネットワークのことである．LANを利用する場合も，ネットワークとして動作させるためには，以下に示すような機器と機能が必要となる.

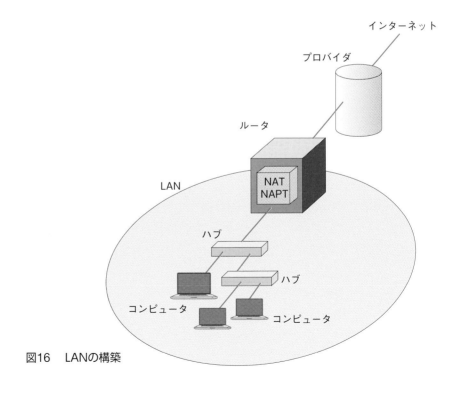

図16　LANの構築

注4　クラス識別子を除く（クラスBとクラスC）（「2.2　IPアドレスとパケット，1）IPアドレス，①IPアドレスの構成」を参照）.

1) ルータ

　LANに複数のコンピュータを接続する場合は，それぞれのコンピュータに複数のIPアドレスが割り当てられる．そのため，それに対応した管理と接続，転送などの機能が必要になる．この機能をもつ機器がルータである．ルータは，インターネット層でパケットのIPアドレスを解読し，経路の判断（routing，ルーティング）を行う．これにより，LAN内のネットワーク機器同士でパケットのやりとりが可能になる．

　ルータにはネットワークとネットワークを結び，ネットワーク間でパケットの受け渡しをする機能（ゲートウェイ）も必要となる．一般的には，外部のネットワーク（インターネット）と内部のネットワーク（LAN）を結ぶ場合が多い．これらを機能させるために，ルータには次のものが実装されている．

① NAT（network address translator，ネットワークアドレス変換）

　パケットのヘッダに付いているIPアドレスを，別のIPアドレスに変換することを，NAT（ナット）という．一般のユーザではインターネットのグローバルIPアドレスとLANのプライベートIPアドレスの間で行うことが多い．

　NATはセキュリティにも有効である．グローバルIPアドレスとプライベートIPアドレスを変換する際に，パケットのフィルタリングを行うことができる．これにより，LAN内のプライベートIPアドレスのコンピュータには外部のコンピュータが勝手に接続することはできないため，侵入を阻止することが可能となる．一般のユーザで，インターネットに接続するコンピュータが1台しかなくても，ルータを設備することが勧められるのはセキュリティ強化のためである．

② NAPT（network address port translator）

　NATはグローバルIPアドレスとプライベートIPアドレスを，1対1でしか対応付けられない．そこで，NAPT（IPマスカレード）は，1つのグローバルIPアドレスに複数のプライベートIPアドレスを対応付けることができるよう工夫されている．NATがIPアドレスの変換に限られていたのに対して，NATPはポート番号の変換も行うことができる．これを利用することで，プライベートIPアドレスの振り分けが可能となり，グローバルIPアドレスが1つあれば，LAN内の複数のコンピュータを同時にインターネットへ接続することができる．

　実際にLANを構築し，ブロードバンド接続でインターネットを利用するケースをみてみよう．ブロードバンドが，DSLの場合はDSLモデム，FTTHの場合はONUにLANケーブルを接続し，それをブロードバンドルータのWAN端子に接続する．次に，ブロードバンドルータのLAN端子にコンピュータやNAS（network attached storage）などのネットワーク機器を接続する．ルータのLAN端子が足りない場合は，ハブ（hub）やスイッチングハブを用いてLAN端子を増設する．

　LANをブロードバンドでインターネットに接続する場合は，ブロードバンドルータを利用することが多い．ブロードバンドルータは，ルータの機能に加えて，DSLやFTTHなど，常時接続で用いられている通信プロトコル（PPPoE：point to point protocol over Ethernet）が扱えるようになっている．

2) ハブ

　　ハブは，LANなどのネットワークで使う通信ケーブルを互いに接続，分岐する集線機器である．通常，ハブは8ポート（端子数）から32ポート程度のケーブル接続部をもつ，ケーブルに流れる信号を通過させるだけの装置であり，例えるなら，コンセントを増やすときに使う分岐コンセントやテーブルタップのようなものである．また，スイッチングハブは，データリンク層で扱うヘッダを認識する機能をもたせてある．そのため，通常より混信を減らして高速で信号を伝送することができる．

3. インターネット

3-1　インターネットの歴史

　　1957年10月4日，ソビエト連邦（現・ロシア連邦）は世界初の人工衛星，スプートニク1号を軌道に乗せることに成功した．この現実に接して，米国は大変な脅威をソ連に感じるとともに，危機感や焦燥感をもつことになった．これがスプートニクショックである．この人工衛星の成功は，大陸間弾道ミサイルによる米国本土攻撃の可能性を示唆するもので，米国国防省が米国国防総省高等研究計画局（ARPA：Advanced Research Projects Agency, アルパ）を設立するきっかけとなった．ARPAとは，大学や企業のもつ先端技術を軍事技術へ転用させるための組織で，スプートニク成功の翌年，1958年2月に設立された．

　　その後，1961年，米国ユタ州で電話中継基地爆破テロが発生する．このテロにより複数箇所が攻撃，破壊され，軍用の回線も停止してしまった．この事件をきっかけに，核戦争にも耐えられる強固な通信システム（インターネット）の構築の必要性が強く認識された．ARPAは米国内の複数の大学のコンピュータを24時間，常時接続できるARPAnetを構築し，1969年に稼働を開始した．このネットワークがインターネットの元祖とされている．1970年代には地域ごとに構築されたこのようなネットワークとの接続が進み，参加する大学や研究所も増加した．この中で，1974年にヴィントン・グレイ・サーフ（Vinton Gray Cerf）とロバート・E・カーン（Robert E. Kahn）によって，通信規約としてTCP/IPが考案された．ネットワークが徐々に広がったことを背景に，1990年には商用の接続サービスプロバイダも生まれ，民間での利用が急速に拡大し，同時にARPAnetは終了となった．

　　インターネット環境の利便性が理解されていく中で，1990年頃には，HTML（hypertext markup language），HTTP（hypertext transfer protocol, ハイパーテキスト転送プロトコル），WWW（world wide web）が考案され，世界初のWebサイトが作られた．1993年頃には一般のパーソナルコンピュータでも，TCP/IPやブラウザが利用できるソフトウエアが提供されるようになり，インターネットの普及が加速することになった．インターネットの普及はネット上で情報量の増大と広がりをもたらしたが，一方で，情報の流出や改ざん，コンピュータへの不正侵入などに対する危険性も指摘され，実際にネットワークの信頼性に対する多くの課題も明らかになってきた．この観点から1994年頃には情報セキュリティに対する通信プロトコルとして，インターネット上で情報を暗号化して送受信するプロト

コル（SSL：secure sockets layer）が発表された.

　わが国では1984年に複数の大学間でネットワークが組まれ始めた. 1992年頃には日本でもWebサイトが作られ, 1993年に郵政省（当時）が, 国内の学術ネットワークの商用利用を認めたことで, 一般の人々でもインターネットを利用できるようになった.

3-2　ドメイン（domain）

1) IPアドレスとドメイン名（domain name）

　インターネットで情報をやりとりする場合, 相手のコンピュータをIPアドレスで指定している. しかし, IPアドレスは8ビットずつドットで区切った32ビット（IPv4の場合）の数値列であり, 人間の感覚には馴染みにくい.

　例えば, 閲覧したいホームページを呼び出すときにIPアドレスで入力しなければならないとしたら, 大変面倒なものになるだろう. 当然, WebブラウザにIPアドレスで入力してもホームページの閲覧は可能である. しかし, アドレスを数字で入力することは煩雑であるばかりでなく, ホームページの所属などを類推することは困難である. そこで, IPアドレスを英単語などに置き換えて扱えるようにしたドメイン名が考えられた. 一般的には, IPアドレスに対して, IPアドレスをもつコンピュータの所属する組織名を対応付けている. このドメインとは所属を表す言葉である.

　インターネットでは, このドメイン名にも一定の規則が設けられており, ドメイン名からコンピュータの所属がイメージできるようになっている（図17）. ドメイン名がネット上で重複しないように, 管理はIPアドレスと同様にICANNが行っている[注3].

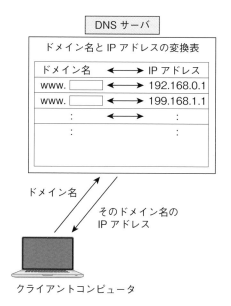

図17　DNSサーバ
DNSサーバは, クライアントから指示されたドメイン名を検索して
該当するIPアドレスを答える.

2) DNS

　IPアドレスとドメイン名を相互に置き換える仕組みが，ドメインネームシステム（DNS：domain name system）である．このシステムによって，ユーザはIPアドレスを意識せずにドメイン名を利用することができる．DNSは，主にホームページやブログなどのURL（uniform resource locator）やメールアドレスなどに利用され，IPアドレスとドメイン名の変換を行っている．これらの変換のためにDNSサーバを用いる．

　DNSサーバはURLやメールアドレスを扱っているため，このサーバに不具合が発生すると，関連するドメインにアクセスすることができなくなる．そのため，DNSサーバはインターネットのいくつもの場所で稼働させることで，このリスクを低減させている．

3) トップレベルドメイン（TLD：top level domain）

　ドメイン名はホスト名とその属性を表すドメイン名で構成されている．最後尾にあるドメイン名をTLDと呼び，左向きに，セカンドレベル，サードレベル……と続く．例えば，「kyorin-u.ac.jp」であれば，ホスト名は，「kyorin-u」，セカンドレベルドメイン（SLD：second level domain）が「ac」，TLDは「jp」となる．

① 国別コードトップレベルドメイン（ccTLD：country code TLD）

　ccTLDはコンピュータが所属する国名を表している．日本は「.jp」である．ccTLDで，ユーザ数が多いのは中国「.cn」とインド「.in」である．変わったところでは，南極大陸（Antarctica）が「.aq」，グアム（Guam）が「.gu」，香港（Hong Kong）が「.hk」などがある．

　代表的な国名とccTLDは**表4**の通りである．

表4　国別コードトップレベルドメイン（ccTLD）

国	ドメイン名
オーストラリア	.au
カナダ	.ca
中国	.cn
バングラデシュ	.bd
ドイツ	.de
エジプト	.eg
フランス	.fr.fx
イギリス	.gb, uk
インド	.in
イタリア	.it
韓国	.kr
ナイジェリア	.ng
オランダ	.nl
フィリピン	.ph
パキスタン	.pk
ロシア	.ru
タイ	.th
トルコ	.tr
台湾	.tw
アメリカ合衆国	.us
ベトナム	.vn

表5　gTLD

分野	ドメイン名
コマーシャル（商業）	.com
ネットワークインフラ	.net
組織	.org
教育機関	.edu
政府機関	.gov

表6　セカンドレベルドメイン（SLD）

組織	ドメイン名
大学や学校法人	ac
高校までの教育機関	ed
会社	co
政府機関	go
非営利法人	or
ネットワークサービス	ne
地方公共団体	lg
団体	gr

② ジェネリックトップレベルドメイン（gTLD：generic top-level domain）

　　gTLDは，分野別のTLDのことで，国名が入っていない．代表的なものに，「.com」，「.edu」，「.net」，「.org」などがある（表5）．

　　これらのTLDは，インターネットの進化や運用形態に応じて今後，変更されていく可能性がある．

4) SLD

　　最後尾から2番目のドメイン名で第2ドメインともいう．TLDが，「.net」や「.com」などgTLDの場合，SLDは，組織名やホスト名を表す．また，「ne.jp」や「ac.jp」などTLDがccTLDの場合，SLDは，組織の属性を表している（表6）．

5) URL

　　URL（uniform resource locator）は，直訳すると，資源の位置を指定する書式である．ここでの資源（リソース）とは，ホームページなどのファイルやメール，プログラムファイル，データファイルなどを指し，位置とはそれらを扱っているサーバやディレクトリのことである．URLの構成は左から順に，スキーム，「：」（コロン），ホスト名，ディレクトリ名やファイル名（リソース）となっている（例：http://www.kyorin-u.ac.jp）．

　　スキーム（scheme）は，リソースを扱う手段を表している．代表的なスキームは，ホームページ（HTML）の「http」，暗号化によってセキュリティを高めたホームページの「https」，ファイル転送（FTP：file transfer protocol）の「ftp」，メールボックスの「mailto」などがある．スキームは次のホスト名と「：」で区切られている．

　　ホスト名は，ホストマシンの名前を示しており，インターネットではドメイン名を使ってコンピュータを特定している．また，「//」は，これらがネットワークにあることを示している．

　　最後は，リソース（文章や画像などのファイル）のある場所（パス，path）を示している．

　　URLは，次のような順番で記述される．

　　スキーム://ホスト名:ポート番号/絶対パス

　　スキームの項目には，利用するプロトコル名を指定する．Webサーバへアクセスする場合は「http」，FTPサーバ（後述）へアクセスする場合は「ftp」などとなる．ホスト名には，ドメイン名やIPアドレスを指定する．ポート番号の項目は，「http」の場合は，80番である．このポート番号は，Webブラウザを利用する場合には，ユー

インターネット

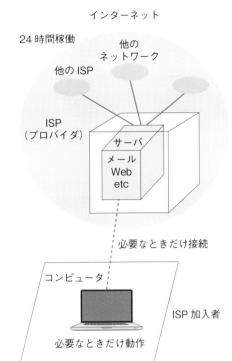

図18　ISPを使ったインターネットの利用

ザが入力を省略しても，Webブラウザが自動的に付与してくれる．絶対パスの項目（「/」以降）には，WebサーバのHTMLファイル名を指定する．これをユーザが省略した場合は，Webサーバが指定したHTMLファイルがWebブラウザに送信される．一般的には，「index.html」である．また，絶対パスの前にある「/」は，Webサーバのトップディレクトリを示している．

　　省略することなくURLを指定した一例を以下に示す．

　　http://www.kyorin-u.ac.jp:80/index.html

　　Webブラウザの場合には「http://」やポート番号（80など）を省略して入力することができる．

3-3　インターネットの利用

　　ここでは，一般のユーザがインターネットを利用する環境である，プロバイダを介した利用について説明する．

1）電子メール

　　まずは電子メール（Eメール，メール）がどのようにしてコンピュータ間でやりとりされているかを考えてみよう．仮にあなたがコンピュータの電源を切っている真夜中や留守中に，友人からあなた宛へ送信されたメールがあったとしたら，それは一体どこにいってしまうのだろうか．

　　あるコンピュータからほかのユーザ宛に送信されたメールは，送信先のユーザが契約しているプロバイダ（ISP）に届き，そこで保管される．プロバイダでは，いつでもメールを受け取れるように，24時間休むことなく，メール送受信専用のコ

a) メールの受信

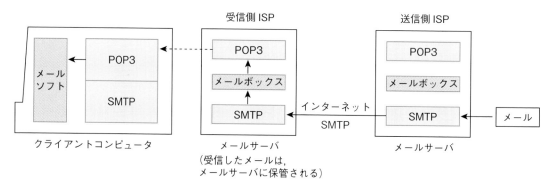

b) メールの送信

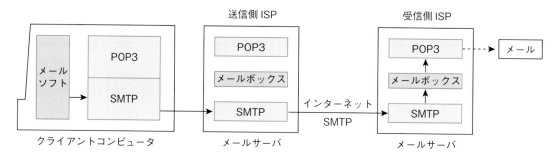

図19　メールの送受信とプロトコル

ンピュータ（メールサーバ，mail server）を稼働させている（図18）．ユーザは任意
の時間に自分のコンピュータを作動させ，ユーザのコンピュータに置かれたアプ
リケーションであるメールソフトを使って，メール受信の操作をする．メールソフ
トは，あらかじめ設定しておいたメールサーバ（post office protocol version 3
server，POP3サーバ）に対して，受信したメールの有無を問い合わせる．受信した
メールがある場合は，プロバイダのサーバからユーザのコンピュータにメールを転
送する．

　つまり，プロバイダを介してインターネットを利用している場合は，メールソ
フトのメール受信の操作とは，メールサーバ（POP3サーバ）から，自分のコンピュー
タに受信メールをダウンロードするということを意味している．したがって，メー
ルアドレスとはユーザのコンピュータにあるのではなく，メールサーバ内でのア
ドレスのことになる（図19）．

　メールの送信は，まず，メールソフトを使って作成した送信メールをプロバイ
ダのメールサーバ（simple mail transfer protocol server，SMTPサーバ）に送る．
SMTPサーバでは送信メールを預かり，そのコピーを送信先に送る．送信先がメー
ルの受信完了をSMTPサーバに知らせてきたら送信が成功したことになるので，
SMTPサーバでは預かっていたメールを破棄する．仮にメールの送信に失敗した
場合には再送を試みる．何らかの不具合のために送信が完了しない場合は，未完

了であったことを，ユーザのコンピュータにあるメールソフトへ伝える．

　メールは，送信側と受信側のコンピュータがそれぞれ指示したSMTPサーバ間で送受信されているが，SMTPサーバはメールを送信するだけでなく，受信や転送も行っている．送信元のSMTPサーバから，受信側のSMTPサーバにメールが送られると，そのメールはPOP3サーバへ渡される．その後，ユーザはPOP3サーバからメールを入手することになる．このため，POP3サーバは郵便物を預かる私書箱に例えられる．ユーザの視点から見た場合，メールを受信（ダウンロード）するときに，ユーザのコンピュータはPOP3サーバにアクセスするため，POP3を「受信サーバ」と称すこともある．これに対してメール送信時にアクセスするSMTPサーバは，「送信サーバ」と称されることもある．

　ユーザがメールサーバに届いたメールを受け取る方法には，POP3のほかに，IMAP（internet message access protocol, アイマップ）などがある．POP3を利用した場合，受信したメールを自分のコンピュータ内に転送して保存し，サーバからは消去する（クライアントサーバ）のに対して，IMAPは送受信メールがサーバに保存され続けているため，これを読む仕組み（Webメールなど）を使ってメールを利用する．この仕組みでは，必要なすべてのメールをサーバに保存することができるので，メールの一元管理が可能である．また，不要なメールや添付ファイルを，コンピュータにダウンロードせずに済む．ただし，サーバ内での個人使用領域には記憶容量の制限がある．

2）ホームページ

　ホームページは，HTMLで記述されたファイルで作られており，このHTMLファイルを表示するソフト（Webブラウザ）を使って，画面（ページ）として閲覧できるようになっている．HTMLはハイパーテキストマークアップランゲージという規格で，画面（ページ）上の文字位置や文字の大きさ，フォント（字体），色，画像などを指定することができる．また，文字や画像にリンクを設けて，指定した他の位置やページへ，ジャンプさせる（関連付ける）ことができる．このハイパーリンクの仕組みが組み込まれているページをハイパーテキストという．

　また，HTTPは，ハイパーテキストを始めホームページで扱う画像ファイルや音声ファイルを転送する仕組みを備えた通信プロトコルである．Webブラウザを使ってホームページを閲覧するためには，インターネット上に存在する文書や画像などの情報資源が置かれている場所を指し示す必要がある．この場所はインターネットにおける情報の住所に相当する．URLは情報の種類やサーバ名，ポート番号，フォルダ名，ファイル名などで構成される住所特定のための記述様式である．

　WebブラウザにURLが入力されてから，ホームページが表示されるまでを，順にみていこう．まず，ユーザがWebブラウザにURLを入力すると，WebブラウザはURLで指示されたWebサーバにHTMLファイルを要求する．Webブラウザは，Webサーバから送られてきたHTMLファイルの内容を解釈し，このファイルに記載されている画像ファイルや音声ファイルなどを，再びWebサーバに要求し入手する．入手したデータを使って，Webブラウザがユーザのコンピュータディスプ

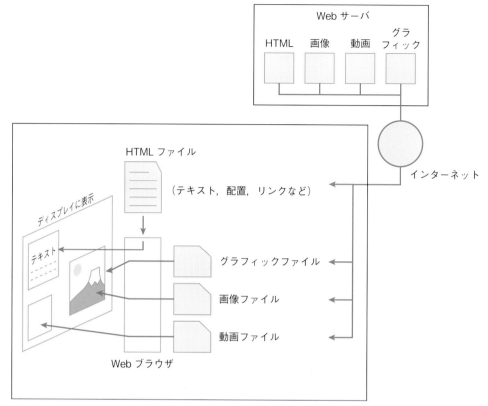

図20　HTMLファイルとWebブラウザ
Webブラウザは，HTMLファイルの情報からテキストの表示やリンクの設定，各種ファイルのダ
ウンロードを行う．

　　レイ上に文章や画像を配置し，ページを表示する（図20）．
　　　ブログ（ウェブログの略）は，HTMLなどの知識を必要とせずにホームページを
簡単に作ることができる仕組みで，一般のネットワークユーザにも広く普及して
いる．ブログのシステムは，あらかじめひな形として用意したテンプレートなど
を用いることで，ホームページの作成や更新作業を容易にしている．ただし，便
利な半面，通常のホームページにある機能の一部しか利用することができないなど，
作成における自由度は高くない．
　　　また，通常のホームページでは，更新作業にFTPソフトウエアを用いるが，ブ
ログの場合は，開設や更新作業をWebブラウザだけで容易に行うことができる．
そのため，サーバを意識することなく，ページを更新することができる．この仕
組みは，更新頻度が高い用途やモバイル環境にも適している．

3）ファイル転送
　　　ファイルの転送には，FTPサーバからクライアント(ユーザ)コンピュータへファ
イルを転送する場合（ダウンロード）と，逆にクライアントコンピュータから，
FTPサーバへファイルを転送する場合（アップロード）がある．このファイル転送
に特化したプロトコルがFTPである．

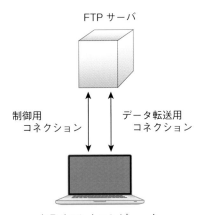

図21　FTPは2つのコネクションを使う

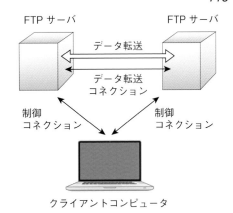

図22　クライアントによるFTPサーバ間の
ファイル転送

　FTPは，TCPコネクションを2つ使用し，それぞれ，ファイルの転送とその制御
に用いる．ファイル転送の仕組みを順にみていこう．

　まず，クライアントコンピュータは，FTPサーバにTCPコネクションを確立(サー
バのポート番号：21) し，これを使ってファイルの転送に必要な情報をやりとりす
る(制御)．転送に必要な情報を交換してファイルの転送準備ができたら，FTPサー
バはクライアントコンピュータにTCPコネクションを確立させる (サーバのポート
番号：20)．これをファイル転送用として利用する．ファイルの転送中も制御用の
コネクションは維持しておき，必要に応じて利用する．ファイル転送後は直ちに
転送用のコネクションを切断するが，制御用のコネクションは，すべての作業が
終了するまで切断しない(図21，アクティブモード)．

　このほか，ファイアウォール内のクライアントコンピュータなど，FTPサーバ
がポートを指定することが難しい場合は，任意のポート番号を利用する方法 (パッ
シブモード)もある

　また，FTPはクライアントコンピュータの操作によって，FTPサーバ同士のファ
イル転送を制御することができる(図22)．これを効率よく実現するため，FTPは接
続時のコマンド用とデータ転送用の2つコネクションを利用するようになっている．

4) クラウド

　ワードプロセッサソフトや表計算ソフトなど，アプリケーションソフトは，利
用するコンピュータにインストールして使用することが一般的だった．しかし，
ネットワークインフラが整備されてきたことから，データだけでなくアプリケー
ションソフトもネットワークのサーバに置き，これをクライアントコンピュータ
で動作させることが可能になってきている．この仕組みには，数多くのサーバが
必要なため，グリッドコンピューティングなどを用いた大規模なサーバの集合体
(クラウド)を利用して，個々に必要なサーバを仮想サーバとして動作させている．
今後，ネットワークの発展とともに，クラウドコンピューティングも広く使われ
ていくと予想される．

3-4　無線LANとネットワーク

　LANでネットワーク機器を接続する場合，従来はLANケーブルを使って接続していたが，近年，コンピュータが小型軽量化され，室内外で持ち運んで利用することが多くなってきている．無線LANではLANケーブルの代わりに電波を使って接続を行い，無線で通信されるので配線の手間がいらない．また，LANケーブルを気にすることなく，機器を自由に持ち運ぶことができる．

　ノート型のコンピュータや携帯端末機器，携帯ゲーム機などの普及により，無線LANを利用するユーザが増加してきている．無線LANは家庭内やオフィスのほか，駅や街中など外出先で利用する公衆無線LANや，喫茶店やレストランなどで利用できる，店舗開放型無線LANもあり，屋外でも比較的容易にネットワークに接続することができるようになってきた．

　近年では，Wi-Fi Allianceの認証を受けた無線LAN機器の呼称から，無線LANを「Wi-Fi」と称することが多い．

1）無線LANの利用

　無線LANは，接続形態から2つに大別される．

① インフラストラクチャモード（infrastructure mode）

　インフラストラクチャモードは，アクセスポイントを経由して，コンピュータを外部（インターネット）と接続したり，LAN内のコンピュータ同士で接続する形態（図23）をいう．例えれば，コードレス電話の親機と子機のような関係である．

a)インフラストラクチャモード

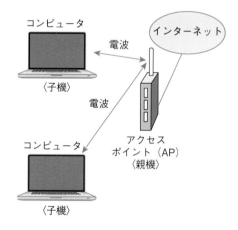

b)アドホックモード

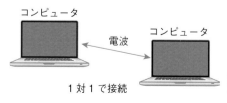

図23　インフラストラクチャモード(a) と
　　　アドホックモード(b)

表7　無線LANの規格

規格名	周波数帯	最大通信速度（理論値）
IEEE 802.11b	2.4GHz帯	11Mbps
IEEE 802.11g	2.4GHz帯	54Mbps
IEEE 802.11a	5GHz帯	54Mbps
IEEE 802.11n	2.4GHz帯／5GHz帯	600Mbps
IEEE 802.11ac	5GHz帯	6.9Gbps
IEEE 802.11ax	2.4GHz帯／5GHz帯	9.6Gbps
IEEE 802.11ad	60GHz帯	6.7Gbps
IEEE 802.11ah	1GHz以下の帯域	347Mbps

親機がアクセスポイントであり，コンピュータが子機である．公衆無線LANや家庭内LAN，オフィス内LANからインターネットに接続する場合は，このモードである．

アクセスポイントによって，複数台のコンピュータを接続し，管理することができる．

無線LANの親機と子機は，SSID[注5]（service set identifier）と呼ばれるアクセスポイント識別子によって機器を識別している．無線LANは電波での通信であり，有線LANと違って近くにある複数のアクセスポイントと交信が可能となるため，接続を望まないアクセスポイントと接続してしまう可能性がある．これを防ぐために無線LANのアクセスポイントと接続される各端末には，SSIDを設定してID（identification）が一致する端末としか通信できないようにしている．

② アドホックモード（ad hoc mode）

アドホックとは暫定的の意味をもつ語である．アドホックモードは，アクセスポイント（親機）を介さずに，1対1でデータをやりとりする接続方式であり，コードレス電話でいうと子機同士で直接接続する形態といえる．

2) 無線LANの規格

標準規格として，IEEE802.11（アイトリプルイー エイトオーツー ドット イレブン）がある．これはIEEE（Institute of Electrical and Electronics Engineers，米国電気電子技術者協会）が無線LANに向けて策定した技術規格で，IEEE802.11が1997年に完成した．その後も引き続き規格の追加や修正を加え，順次新しい技術を取り入れて，規格化している（表7）．Wi-Fi Allianceでは，IEEE802.11nのことをWi-Fi4，11acをWi-Fi5，11axをWi-Fi6と呼称している．

無線LANで使用する電波は周波数が決められており，例えばIEEE802.11b/gでは2.4GHz帯（2400～2484MHz）を5MHz間隔，13チャネルに分けて構成している．複数のチャネルを同時に使う場合，1チャネルの帯域幅が22MHzあるため，隣り合うチャネルを使うと電波干渉を起こしてしまい通信速度が低下する．そこで，5チャネル間隔（約25MHzの帯域幅）で，利用するチャネルを割り振ることで通信速度の低下を軽減することができる（図24）．

3) 無線LANの問題点

さまざまな利点をもつ無線LANではあるが，電波を利用していることによって

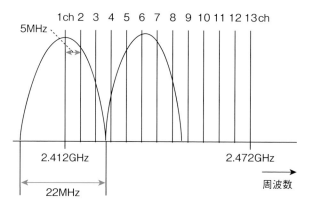

図24　無線LANのチャネル
1つのチャネルの帯域幅は
22MHzで，チャネルの中心周
波数は5MHzしか離れていな
い．

以下に示すような問題点も生じる．

① 利用できる範囲が限られる

　無線LANで使う電波の出力には，他の機器に影響を与えないよう法的な制限が
設けられている．電波を使った信号のやりとりは機器周辺の環境による影響が大
きく，障害物のない広い場所では広範囲で利用できるが，鉄筋の入ったコンクリー
ト壁や金属製のドアは電波が通過しにくいため，ビルの内部では利用範囲が限定
されることもある．また，窓際に機器を設置した場合は，戸外の数十メートル先
まで届くことがある．

② 電波傍受と不正利用

　無線LANは屋外や隣室，階下，階上など，電波が届く範囲であれば不特定のユー
ザが利用することが可能であるが，無線LANの電波を傍受することで，通信内容
が盗聴されたり，不正アクセスの入り口に利用されることも考えられる．そこで，
無線LANの利用には，接続できる機器を，IDなどにより制限することや，無線信
号の暗号化などのセキュリティを施す必要がある．

4) 無線LANのセキュリティ対策

　無線LANは，電波を利用しているため常に電波傍受と不正アクセスの危険にさ
らされている．これらを回避するためには，以下のようないくつかの工夫が必要
である．

① 電波の出力を制限する

　無線LANを利用する範囲に過不足のない電波出力で運用することで，セキュリ
ティを高めることができる．必要以上に電波の出力が高いと，隣室や屋外などで
予期しない不特定のユーザに利用される可能性が高くなる．しかし，電波の出力
を下げすぎると，通信速度が低下したり接続が不安定になる．

② MAC（media access control）アドレスを利用する

　ネットワーク機器にはMACアドレス（イーサネットヘッダを参照）が付与されて
いる．このアドレスは機器ごとに固有の番号で，世界中で重複することがないよ
うに割り振られている．そこで，利用する無線LAN機器のMACアドレスをあらか
じめ親機に登録しておくことで，登録されていないMACアドレスの機器を接続拒
否できる（MACアドレスフィルタリング）．

　しかし，MACアドレスを任意に変更することができる機器があるため，登録してあるMACアドレスが判明してしまうと，同じMACアドレスを使って接続されてしまうこともある．MACアドレスは無線信号を暗号化（後述）していない状態では，傍受することが可能である．

③ 無線信号の暗号化

　無線LANの信号を暗号化することで，通信の傍受や不正アクセスの危険を避けることができる．

　1996年にWEP（wired equivalent privacy）という暗号化仕様が作られ，その後，無線LANの業界団体Wi-Fi Allianceの規格として，2003年にWPA（Wi-Fi protected access），2004年にはWPA2が作られた．WPAやWPA2で利用できる暗号は，TKIP（temporal key integrity protocol），AES（advanced encryption standard）である．機器によって利用できる暗号に違いがあるが，WPAではTKIPが利用でき，WPA2ではAESが必ず利用できる規格になっている．

　暗号は無線LANの親機と子機の双方の機器で認識できるものを利用することになるが，古い機器では，新しい暗号規格に対応できない場合もある．また，高度な暗号を用いることでセキュリティを高めることができるが，暗号化と復号の手間も増える．このため機器の負荷が増し，実質的な通信速度の低下を招く場合がある．

④ WEP

　WEPは，親機と子機に同一の暗号鍵（WEPキー）を登録しておき，これを利用して暗号化と複合を行う．WEPキーは，キーの文字数から，WEP-64bit（半角英数字で5文字，16進数で10桁）とWEP-128bit（半角英数字で13文字，16進数で26桁）に分けられる．暗号の強度は64ビットより128ビットのほうが高い．

　WEPキーは固定（PSK：pre-shared key，固定鍵）されており，暗号アルゴリズムは，共通鍵によるRC4（Rivest's cipher 4）が使われている．

⑤ TKIP

　WEPは暗号鍵が固定であるが，TKIPは，暗号鍵を一定パケット（例えば10,000パケット）ごとに自動的に変更して暗号化する．一般的なユーザ向けには，PSKで通信を開始した後，暗号鍵を変更する，共有キー方式が利用されている．WPAでTKIPをPSKで使う場合を，WPA-PSK（TKIP）などと表現する．暗号アルゴリズムはWEPと同様にRC4が使われている．

⑥ AES（advanced encryption standard），CCMP

　AESは，暗号鍵に鍵の長さを変更できる可変長鍵を利用しており，鍵の長さを，128ビット，192ビット，256ビットと変更する．また，暗号アルゴリズムもWEPやTKIPで採用されていたRC4から，更に暗号の解読が難しいAESに変更されている．

　WEPは，既に特別な方法で暗号解読の技術が開発されているため，悪意をもつ解読を防ぐことができない．このため，高度なセキュリティが必要な場合にはAESを利用すべきである．

　AESで使われている暗号プロトコルは，CCMP（counter mode with cipher block

chaining message authentication code protocol, 対称ブロック連鎖メッセージ認証
コードプロトコル)である.

　WPAには, 接続時開始時にPSKを使うWPA-PSK (またはWPA-personal) と, 外
部の認証サーバ(RADIUS(remote authentication dial in user service)サーバ)を利用
するWPA-EAP (またはWPA-enterprise) がある. それぞれTKIPやAESを利用する
ことができるが, 機器によってはWPAでAESを利用できない場合がある.

　WPA2も同様に, WPA2-PSKとWPA2-EAPがあり, それぞれTKIPやAESを利
用することができるが, TKIPを利用できない機器もある.

4. セキュリティ

4-1　不正プログラム

1) 不正プログラムとは

　不正プログラムとはユーザの利益に反するプログラムの総称であり, コンピュー
タを利用しているユーザに対して悪意をもった働きをするように作られたプログ
ラムである. 不正プログラムはファイルの改ざんやシステムダウンなどの破壊活動,
情報の漏洩, 不正プログラムの増殖 (自己複製) と拡散, ネットワーク上で不正侵
入の足がかりとなるバックドアを開ける行為など, さまざまなものがある. ネッ
トワークの発達で不正プログラムの進入経路が変化すると共に, 被害も拡大して
いる. 不正プログラムを「マルウエア(malicious software)」や「不正なコード」と称
する場合もある. 不正プログラムは決まった形式があるわけではなく, あるプロ
グラムの亜種や複数の不正プログラムの機能を複合的にもつことが多いため, 分
類は容易ではないが, おおむね次のように分類される.

① ウイルス (コンピュータウイルス)

　生物に感染するウイルスのように, 宿主 (正規のソフトウエア) を利用して破壊
活動や自己複製を行う. ウイルス単体では活動できず, 増殖もできないが, OSや
ブラウザなど, 規模の大きなソフトウエアには, 不正プログラムが利用できるプ
ログラムの個所(セキュリティホール, 脆弱性)が複数存在することも珍しくない.
ウイルスはこのセキュリティホールを利用するよう作られている. このため,セキュ
リティホールが修正されている場合や, ウイルス感染の対象となる宿主自体が存在
しなければコンピュータウイルスは感染できない. ソフトウエアのアップデートに
は, 単に, 機能の改善だけでなく, このセキュリティホールの修正が含まれている
場合がある. 感染の危険を回避するためにもアップデート作業は必須である.

② マクロウイルス

　Microsoft社のOfficeなどの機能であるマクロ機能を利用して動作する. マクロ
機能とはアプリケーション内で働くプログラムであり, ソフトウエアの内部機能
を利用したウイルスといえる. 非常に普及しているワードプロセッサであるワー
ドや表計算ソフトのExcelなどの使用時に, マクロウイルスに感染したファイルを
開くことによって活動を始める. ユーザのパソコンがこれらのソフトウエアに関
連付けられたファイルを自動的に開く設定になっている場合, メールに添付され

た不正なマクロファイルが到着すると，不正プログラムが自動的に動作することになるので，危険である．このような危険を避けるためには，あらかじめ到着したメールに対してウイルスの発見と駆除の対策を施しておく必要がある．

③ ワーム（ネットワークワーム）

　ウイルスは宿主を必要とするが，ワームはそれ自体が自律的なプログラムとして単体で動作できる．主にネットワーク経由で進入しコンピュータ内部で破壊活動を行う．

　また，自己複製したワームを作り出してこれを添付したメールを作成する．このメールをコンピュータ内部に格納されているメールアドレスに対して，自動的かつ大量に送信する（メールワーム）．ネットワークを利用して増殖するため，短時間に世界規模で感染が拡大してしまう．

④ トロイの木馬

　一見有益と思われているソフトウエアに不正プログラムが内包されており，安全だと思ってインストールすることで，コンピュータに入り込む．ホメロスの叙事詩「イーリアス」に描かれた「トロイの木馬」に類似した侵入方法であることから，この名称で表現されている．不正動作は種類によって異なるが，個人情報の取得やレジストリの設定変更，不正プログラムのダウンロードやインストールなどを行う．ユーザの意志でインストールされたソフトウエアを介してコンピュータに入り込めるため，増殖機能をもたないことが多い．インストール時などに，個人情報を他者に送信することを表示する場合もある．ただし，この注意書きは分かりづらくなっていることが多く，スパイウエアと呼ぶ場合もある．

　このほか，有益なソフトウエアを無料で提供する見返りに，個人情報の提供や強制的に広告表示する機能をもたせたソフトウエア（アドウエア）も，ユーザの同意がない動作をすれば，広義の不正プログラムといえるだろう．

⑤ランサムウエア

　この不正プログラムは，ユーザがファイルを操作できなくするなど，システムの利用を制限したうえで，制限解除と引き換えに金品などを要求する．語源は身代金（ransom）である．要求に応じることで制限が解除されるとは限らない．また，警告メッセージなどで脅して金品などを要求（いわゆる恐喝）する不正プログラム（スケアウエアscare ware）もある．

⑥ ボット（bot）

　ネットワーク経由で外部からコンピュータを操作できるようにするウイルスをボットという．このウイルスに感染すると，外部からの指令によって，感染したコンピュータがサーバ攻撃や迷惑メールの発信，情報漏洩などを行う．コンピュータが悪意をもった人間のロボットとなって悪事を働くところから，ボットと呼ばれる．感染している多数のコンピュータを遠隔地から任意に操作し，攻撃対象のサーバに対して一度に複数の場所から攻撃する．

　感染被害の比較的軽微なウイルス感染とは異なり，ボットに感染したコンピュータをネットワークに接続していると，サイバーテロの援助者となってしまう可能

性がある.

2) 不正プログラムに対する対策

　風邪がはやっているときに，ワクチンなどで予防したり，マスクをしてうつらないようにしておくことは当然の行為である．不正プログラムに対しても同様に，不正プログラムの駆除や感染したソフトウエアを消去することが，不正プログラムの感染拡大を防ぐ有効な手段となる．特にネットワークが感染経路となることが多いので，ネットワークを利用している場合は，不正プログラムの駆除や消去を目的に開発された不正プログラム対策ソフトの導入が必須である．

① 不正プログラム対策ソフトの導入

　侵入したウイルスの駆除や感染したソフトウエアの検出には，専用のソフトウエア（不正プログラム対策ソフト）が必要である．不正プログラムは，毎日のように新種が作られているため，対策ソフトを一度導入しておけばいつまでも有効であるという保証はない．対策ソフトは不正プログラムについての最新の情報を必要としているので，ネットワークを通じて，対策ソフトのメーカから，常に最新の不正プログラムリストを入手する必要がある．

② ソフトウエアのアップデート

　ソフトウエアの更新（アップデート）には，機能面の不具合を解消するほか，不正プログラムに感染しないよう，新たに発見されたセキュリティホールの修復も含まれている．基本ソフトウエアを始め，ネットワークに関係するソフトウエアや，多くの人が利用しているソフトウエアのセキュリティホールのアップデートは必須である．また，アップデートのサービスが終了したソフトウエアは，継続した利用を避けるのが賢明である．

4-2　ネットワークセキュリティ

　ネットワークの概念を復習する．コンピュータをネットワークに接続すると，ネットワーク上のすべてのコンピュータと接続した状態になると考えてよい．ネットワークに接続されているコンピュータには，異なるIPアドレスが付けられており，このIPアドレスを頼りにコンピュータ間で情報のやりとりをする．つまり，IPアドレスを指定することで，相手のコンピュータから情報（パケット）を受けとることも，送ることもできる．

　しかし，この仕組みではIPアドレスさえ指定すれば，見ず知らずの人のコンピュータが任意のパケットを送信できてしまう．また，自宅の郵便受けにダイレクトメールやチラシが勝手に入ってくるように，不特定のコンピュータに不正プログラムを届けることも可能となってしまう．

　これらに対応して安全にネットワークを利用するには，実社会の防犯対策をイメージするとよい．コンピュータを部屋に例えると，

　　① 部屋のドアや窓を開けっ放しにしない
　　② ドアをノックされても不用意にドアを開けない
　　③ 相手を確認してからドアを開ける
　　④ 知らない発信元からの郵便や小包は受け取らない

⑤ 知っている人や，注文した荷物だけを部屋に入れる

などの基本的な防犯対策が不可欠となる．そこで，監視・防御のための設備をドアの外に配置することにする．これがファイアウォール(firewall，防火壁)である．

ファイアウォールは，外側（インターネット網）と個人のコンピュータやLANといった内側の間で，情報の管理をする関所の役割を果たしている．

1) ファイアウォールとは

ファイアウォールは送られてくるパケットを選別して必要なパケットは通過させ，不必要なパケットは拒否や破棄するなどの機能の総称である．受信するパケットの監視だけでなく，送信するパケットをチェックするものもある．ファイアウォールにはコンピュータ以外の機器（ルータやネットワーク機器など）に実装してあるものと，コンピュータ内部にソフトウエアとして実装されているものとがある．前者はコンピュータの動作に負担をかけない，後者は設備設置の負担がないなどの利点をもつ．

2) ファイアウォールの種類

① パケットフィルタリング

パケットフィルタリングは，送られてきたパケットのIPアドレスやポート番号（「2-3　TCP/IP，3)ポート番号」を参照）を監視するもので，パケットの送信元IPアドレスがリクエストしたアドレスと異なる場合や，許可していないアドレスの場合など，不適切なパケットは拒否や破棄を行う．また，パケットのポート番号を監視し，利用していない（禁止してある）ポート番号が付いているパケットは拒否や破棄をする．必要に応じてポートを開くという，動的な制御(ダイナミックパケットフィルタリング)を備えているものもある．

② サーキットレベルゲートウェイ

パケットフィルタリングが相手(送信元)と直接やりとりを行うのに対して，サーキットレベルゲートウェイはプロキシ(proxy)を介することで，送信元と中継する形でやりとりをする．そのため，相手に身元を明かすことなく情報のやりとりができる．

③ アプリケーションレベルゲートウェイ

アプリケーションレベルゲートウェイは利用しているアプリケーションソフトウエアのレイヤに応じてパケットの監視を行う．例えば，最上位層のアプリケーション層レベルで監視を行うことで，パケットフィルタリングよりも高度な設定でセキュリティが可能となる．

ファイアウォールには，アクセスログ（パケットの送受信記録）を保存する機能をもつものがある．侵入や攻撃の痕跡は犯罪の証拠となるだけでなく，以後のセキュリティ強化にもつながる．

3) ファイアウォールの設置

一般的なネットワークを利用する場合，ファイアウォール機能をもっているルータ（ブロードバンドルータなど）の設置が有効である．また，コンピュータのOSにファイアウォールの機能が付いているものや，ネットワークセキュリティソフトウエアを別途購入し，導入するのもよいだろう．ただし，ファイアウォールは基

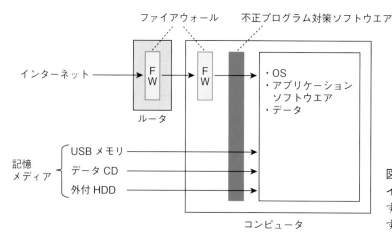

図25　ファイアウォールとウイルス対策
すべての侵入経路に対策を施す.

本的にIPアドレスとポート番号の監視が主な機能であるため，ウイルスやワームなど不正プログラムの侵入やコンピュータの不適切な使用，そしてファイアウォールの内部にあるLANを経由した犯行を防ぐことはできない．これらに対応するためには不正プログラム対策ソフトを併用する．ファイアウォールの機能が付いているソフトウエアでは多くの場合，不正接続の監視も行っている．

　ソフトウエアを使用しない場合でもNAT機能が搭載されているルータではIP（グローバルIPアドレス）を，内部では別のIPアドレス（プライベートIPアドレス）に変換して利用する方式により不正なアクセスを防止できる．

　OSやWebブラウザ，メールソフトなどネットワークに関与するソフトウエアに脆弱性があると，ネットワーク経由で感染するリスクが高まる．WindowsのOSはアップデートの頻度が高く，ほぼ毎月のように提供されている．インターネットに接続されている環境であれば，アップデートファイルのダウンロードからアップデートまで手間なく行うことができる．

　ネットワークセキュリティには，ルータやOS付属のファイアウォール，ネットワークセキュリティソフトウエアに加えて，不正プログラム対策ソフトウエアが必須である（図25）．

　どのような対策手段を講じたとしても，コンピュータを操作するのは人間である．情報セキュリティやネットワークセキュリティの教育が重要であることは，いうまでもない．

4-3　ネットワーク犯罪

　ネットワークでの犯罪から身を守るためには，ネットワークを用いた犯罪がどのような方法で行われているかを理解しておく必要がある．ネットワーク犯罪も通常の犯罪と同様に，複数の手技が組み合わされて行われることが多く，防犯対策の構築は簡単なことではない．また，ボット感染による攻撃など，一般のユーザが無意識のうちに加害者となるケースも少なくない．犯罪を防ぐだけでなく，犯罪に荷担しないためにも，すべてのネットユーザに正しい防犯知識が求められる．

1）不正侵入（不正アクセス）

　特定の者しか利用できないようにしてあるコンピュータに許可なく侵入する行為を不正侵入と称している．不正侵入されたコンピュータシステムは，データやホームページの改ざん，削除，企業機密や個人情報の漏洩など直接的な実害を受けることが多い．また，不正侵入したコンピュータシステムを経由して（踏み台），ネットワークで接続されているほかのコンピュータシステムへの不正侵入が試みられることもある．

　不正侵入から被害を及ぼすまでの手順を簡単にまとめると，以下のようになる．まず，標的とするコンピュータシステムの侵入に必要な情報（IDやパスワードなど）や手がかりを，関係者やその知人，関係書類，データなどから入手する．パスワードの入力中に背後からのぞき見たり，手帳に書かれたIDを盗み見るなど，コンピュータやネットワーク機器を利用せずに不正に情報を収集する行為をソーシャルエンジニアリングと呼ぶ．一方，不正侵入を支援するソフトウエアや感染した不正プログラムを利用してネットワーク経由で侵入を試みる（攻撃，アタック）場合もある．

　これらの不正プログラムを偽装して，メールの添付ファイルとして送りつけたり（標的型メール），メールやSNS，Webのリンクで誘導したサイトなどからダウンロードすることで感染させられる．不正侵入が成功すると，侵入の記録（ログ）を消去もしくは書き換え，侵入の事実を隠蔽（改ざん）し，次に再度の侵入を簡単にするために，不正侵入専用の入り口を設けておく（バックドア）などの行為が可能になる．

　適当な時期や時間にバックドアから再度侵入し，コンピュータに記録されている情報の収集，変更（改ざん），削除（破壊）が行われる．ソフトウエアメーカのサーバに置いてあったダウンロード用のプログラムファイルに，ボットが仕掛けられたという事例もある．また，このように容易に侵入できるコンピュータシステムを経由して，別のコンピュータシステムを攻撃するケースもある．OSやWebブラウザなどは，複数のIDとキーワードをまとめて記憶させる機能がある．この機能は便利な反面，不正侵入された場合にパスワードなどを容易に変更され，被害が拡大する危険がある．

　これらの不正な行為をハッキングまたはクラッキングと称し，実行する人をハッカー，クラッカーと称している．セキュリティホールの発見やそれらを利用した不正侵入までの行為をハッキング，それに引き続いて実害の生じる破壊活動や改ざんなど反社会的な行動に及ぶ行為をクラッキングと区別する場合もある．

2）2段階認証

　安全なログインを確立するには，従来のIDとパスワードによる方法では不十分である．そこで，スマホやPCを操作しているのが本人であることを確認するため，SMS（Short Message Service）やメールなど異なる経路からパスワードや認証用URLなどを送って確かめる方法（2段階認証）が用いられている．また，時刻などに連動して相手と同期したパスワードを一定の間隔（例えば30秒毎）で生成するし

くみ（セキュリティトークン）なども利用されている．とくに通貨や金融商品など
を扱うサービスでは，これらの認証システムの導入は必須である．

3) 踏み台

　標的とするコンピュータシステムを，自らのコンピュータで攻撃するのではなく，
他人のコンピュータ経由で攻撃を仕掛ける行為を踏み台攻撃という．その場合，
踏み台とされたコンピュータの所有者が犯人として疑われる可能性が高くなり，
攻撃を行った真犯人の特定が難しくなる．踏み台攻撃は，不正侵入によるものの
ほか，ボット（「4. セキュリティ，4-1 不正プログラム，1）不正プログラムとは，
⑥ボット（bot）」を参照）など，不正プログラムに感染したコンピュータによる方法
もあり，サイバーテロの手法の1つとなっている．

4) サービス妨害

　標的としたコンピュータシステムに対して，短時間に大量のパケットを送信する
ことで，コンピュータシステムの動作を停滞させたり，止めてしまう行為もネット
ワーク犯罪の1つである．これは，DoS攻撃（denial of service attack）と呼ばれている．
単純なものでは，特定のホームページの読み込みを頻繁に繰り返す行為も含まれる．
　複数台のコンピュータを用いてDoS攻撃を行う行為をDDoS攻撃（distributed
Dos attack）という．DDoS攻撃はDos攻撃よりも大量のパケットを送れるだけでな
く，攻撃元を特定しにくいため，踏み台やボットなどの不正プログラムに感染し
たコンピュータを利用して行われることが多い．

4-4　暗号化と電子署名，電子認証

　インターネットは，不正プログラムのほかに，盗聴，改ざん，なりすましなど
の脅威にさらされている．これらに応じる手段として，盗聴に対しては暗号化，
改ざんに対してはハッシュ関数，なりすましに対しては電子署名（ディジタル署名）
や電子証明書などを用いた電子認証で対応することが有効である（個々の技術内容
については「4）電子認証（電子署名と電子証明書）」を参照）．

1) 暗号化の必要性

　インターネットで扱っている通信データは，通常，盗聴や傍受に対して対策さ
れていない状態である．メールを始めとしてホームページのデータや画像ファイ
ルも，暗号化されることなくネット上を流れている．そのため通過するパケット
の内容は容易に盗聴することが可能である．感覚的には，ネット上の情報は郵便
はがきに記述された情報と同程度の安全性しかもたない．
　そこで，通信内容の盗聴を防ぐ方法として通信データの暗号化が考えられた．
暗号化の手順は，まず送信側で送信するデータを暗号化し，受信側で受信したデー
タを復号（元の情報に戻すこと）する処理を行う．暗号化の際は，暗号鍵（暗号キー）
を使って暗号化する．

2) 暗号の方式

　暗号化方式には大別して，共通鍵暗号化方式と公開鍵暗号方式がある．

① 共通鍵暗号方式（common key cryptography）

　共通鍵暗号方式は，送信側と受信側で同一の暗号鍵を決めておき，双方がこの

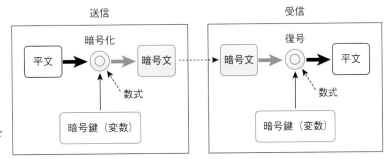

図26　共通鍵暗号方式
暗号化と復号に共通の暗号鍵を
使う.

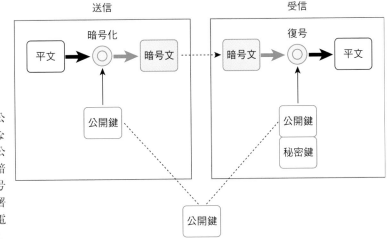

図27　公開鍵暗号方式
公開鍵で暗号化したものは，公
開鍵と秘密鍵の組み合わせでな
ければ復号できない．また，公
開鍵と秘密鍵の組み合わせで暗
号化したものは，公開鍵で復号
できる（「4-4　暗号化と電子署
名，電子認証，4）電子認証（電
子署名と電子証明書）」を参照）.

暗号鍵を使うことで暗号化と復号を行う方法である（図26）.

　まず，複雑な暗号化の数式を決めておき，暗号鍵はその数式の変数としておく.
次に，送りたいデータを数式とこの変数を用いて暗号化する．受信側では，同じ
数式と変数を使ってデータを復号する．共通鍵暗号方式は古くから用いられていて，
ジュリアス・シーザー（Julius Caesar）が使ったといわれるシーザー暗号（Caesar
cipher）や，第二次世界大戦でドイツ軍が使用した暗号システムのエニグマ
（Enigma）も，共通鍵暗号方式の一種である.

　共通鍵暗号方式では暗号化と復号の処理が比較的簡単なので，短時間に処理が
できる．この半面，暗号化を必要とする相手の数だけ暗号鍵が必要となるため，
鍵の発行と安全管理に手間がかかる．また，暗号鍵を安全に相手に伝えて共有し
ておくことも必要である.

　共通鍵暗号方式には，RC2，RC4，RC5，DES（data encryption standard，米国
政府標準暗号），AES，IDEA（international data encryption algorithm）などがある.
共通鍵暗号方式は，秘密鍵暗号方式（secret key cryptography）ともいう．また，暗
号鍵を秘密鍵ということもある.

② 公開鍵暗号方式（public key cryptography）

　公開鍵暗号方式は，公開鍵と秘密鍵という2つで1組の鍵を使う．送信者は公開
鍵を使って送信データを暗号化し，受信者は公開鍵と秘密鍵を使ってデータを復

号する．それぞれの鍵は機能が決まっているため，例えば，公開鍵を第三者が入手しても，その鍵を使って暗号化されたデータを復号（解読）することはできない（図27）．

公開鍵暗号方式は1976年に考案され，1977年にRivest RとShamir A，Adleman Lの3人によって，RSA（Rivest Shamir Adleman）が作られた．RSAは，巨大な整数を素因数分解する困難さを利用した公開鍵暗号アルゴリズムである．

素因数分解は，正の整数を素数の積で表すことである．素数とは，1のほか，その数以外の数では割り切れない数で，2，3，5，7，11，13，17……などである．

例えば，35を素因数分解すると，5×7となる．これは容易に計算できるが，9211を素因数分解するとどうなるだろうか．答えは61×151であるが，これを求めるのは思ったよりも難しい．解く方法はいくつかあるが，桁数が多いと，解を求めるために膨大な時間を要することになる．前述の例でも，素数の積は簡単に計算できるが，これに対して素因数分解は非常に時間がかかることを確認できるだろう．

③ RSAの概略

まず，素数の組み合わせを決める．次に，素数を掛け合わせた値nと，適当な正の整数e（例えば65537）を公開鍵として，送信側に渡す．送信側ではこの値を使って送信データを暗号化する．暗号化に際しては，送りたいデータ（コード化済み）をe乗した後，nで割った余りを求め，これを送信する．受信側では，送られてきた暗号化されたデータを，d乗して，nで割った余りを求める．dは下記のように，受信側で素数の組み合わせから求めておく．

●暗号化と復号のために準備しておく値（暗号を受信する側）

素数の組み合わせ：p，q

素数を掛け合わせたもの：n　　（n = p・q）

（p − 1）と（q − 1）の最小公倍数：L

適当な正の整数：e

eは，eとLの最大公約数が1であり，かつ1＜e＜Lであること．また，eとLは互いに素であること

復号に使う値（秘密鍵）：d

dは，（e・d）mod L = 1であり，かつ1＜d＜Lであること[注6]

●配布する鍵と暗号化

公開鍵：n

公開鍵：e

送りたいデータ：m

暗号化（送りたいデータ m を暗号化して c を作る）：$c = m^e \bmod n$

●秘密鍵で復号する

公開鍵：n

秘密鍵：d

復号（暗号化された c から復号して m を求める）：$m = c^d \bmod n$

注6　mod関数のa mod bとは，aをbで割って余りを求める関数のこと．

このように，第三者が公開鍵のnとeに加えて，盗聴によってcがわかったとして
も，秘密鍵dを求めることができなければ解読できない．すなわち，nからpとqの
組み合わせを導き出せない限り，解読されない仕組みになっている．暗号の強度
を高くするには，nを大きくすればよい（通常は1024ビット以上）．この公開鍵暗号
方式には，RSAのほか楕円曲線暗号などがある．秘密鍵のことを個人鍵というこ
ともある．

3) ハッシュ関数（hash function）

ハッシュ関数は，文字列や数値（原文）を，原文のサイズにかかわらず，指定し
た小さなビット数で表現する関数である．この関数で得られた値を，ハッシュ，
もしくはハッシュ値，メッセージダイジェストという．

① ハッシュ値は，原文を元にして作られた疑似乱数であるため，ハッシュから
原文に戻すことはできない（暗号化や圧縮とは異なる）．

② 同じ原文からは同じハッシュ値が得られる．また，原文に少しでも差異があ
るとハッシュ値は異なる．

これらの特徴を利用して，改ざんを検出することができる．まず，送信するデー
タを暗号化する前に，このデータのハッシュ値を得ておく．次にデータを暗号化
した後，ハッシュ値も暗号化して送信する．受信側では，復号したデータからハッ
シュ値を得て，送られてきたハッシュ値と比較する（図28）．途中でデータの改ざ
んがあった場合は，ハッシュ値に差が生じるので，データが正しいかどうかを容
易に確認できる．

このように，ハッシュ値を暗号化して相手に送ることによって，送信したデー
タに署名や捺印をしたような信頼性をもたせることができる．これを電子署名ま
たはディジタル署名という．また，ハッシュ関数は要約関数ともいわれる．

4) 電子認証（電子署名と電子証明書）

暗号やハッシュ関数を用いることで，盗聴や改ざんの危険は低減できるが，本
人になりすまして他人が情報を送信する危険は防ぐことができない．

そこで，認証機関（CA：certificate authority）を利用して，本人であることを証明
する方法が考えられた．まず，あらかじめ本人が自分の公開鍵を認証機関に登録
する．認証機関は，先ほど登録した自分の公開鍵を，認証機関の公開鍵と秘密鍵
で暗号化して返送してくる．これが電子証明書である．

データ送信に際しては，送信したいデータのハッシュ値を得ておく．このハッ
シュ値が電子署名となる．次に送信したいデータを自分の公開鍵と秘密鍵で暗号
化しておき，暗号化したデータに加えて受信側に電子証明書と電子署名を送る．
受信側では認証機関から認証機関の公開鍵を取り寄せ，これを使って送られてき
た電子証明書から，送信者の公開鍵を復号する．このようにして得た送信者の公
開鍵を使って，送られてきたデータを復号する．最後に復号したデータのハッシュ
値を得て，送られてきたハッシュ値と比較する（図29）．これらを電子認証という．
認証機関は，認証局，CA局とも呼ばれる．

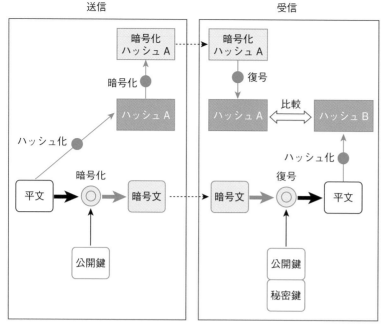

図28　ハッシュ関数による改ざんの検出
ハッシュAとハッシュBが同じであれば，平文は改ざんされていない.

5) SSL

　SSL（secure socket layer）は，主にTCP/IPを用いたネットワーク（インターネット）やWWWで利用されており，セキュリティを高めた通信プロトコルである.

　WWWサーバ（Webサーバ）とユーザのWebブラウザの間で，電子認証による通信セキュリティを確保する．SSLは主なWebブラウザに実装されており，ユーザが特に意識することなく，電子認証を利用することができる．具体的な暗号化には前述した公開鍵暗号と秘密鍵暗号，ディジタル証明書，ハッシュ関数などの基本的なセキュリティ技術が組み合わされて使われる．データの盗聴や改ざん，なりすましを防ぐことができるので，ネットワーク上でIDやクレジットカード番号，プライバシーに関する情報などの秘密保持に役立っている.

　実際の使用時にSSLの動作が具体的に表示される．例えば，ブラウザ上のURLの表示がhttpからhttps（hypertext transfer protocol over transport layer security）に変わり，鍵のマークが表示される.

　SSLは，トランスポート層（TCP）とアプリケーション層の間に位置しているプロトコルである．そのため，HTTPを始め，SMTPやPOP3，FTPなど，さまざまなアプリケーションでSSLを利用することができる（**図30**）．SSLはNetscape Communications社が開発したものであるが，その有用性からIETF（Internet Engineering Task Force）が業界標準とし，TLS（transport layer security）という通信プロトコルができあがった.

　電子認証やSSLのように，公開鍵暗号方式を利用したセキュリティインフラを，PKI（public key infrastructure），または公開鍵暗号基盤という.

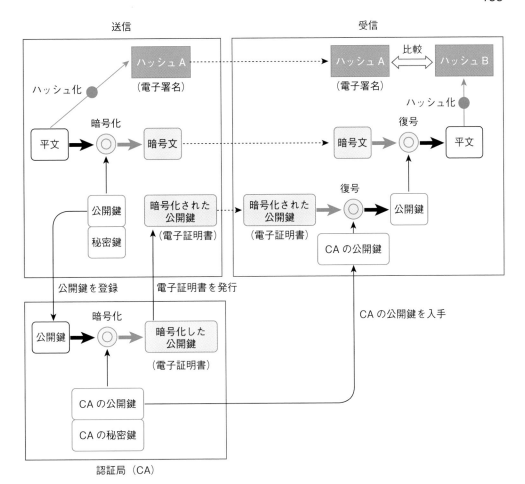

図29　電子認証の仕組み

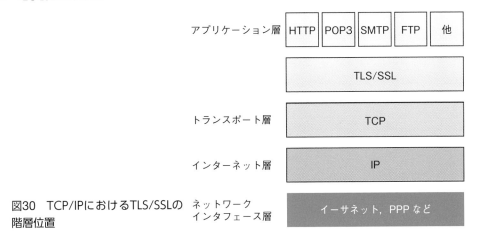

図30　TCP/IPにおけるTLS/SSLの
階層位置

医療とコンピュータ

第5章 医療とコンピュータ

本章では，医療の場でコンピュータがどのように利用されているかについて説明する．コンピュータの利便性を誰もが享受できるようにするため，「ユニバーサルデザイン」の必要性を述べるとともに，医療で展開される新しい装置や機器について焦点を当てた．このようなハードウエアとしての活用に加え，近年の医療施設で標準的に採用されている医療情報システムや関連するネットワークの概念や意義，利用する際に留意すべき項目などを解説する．

1. 医療とコンピュータ技術

　　今やコンピュータの存在なしに現代の医療を語ることはできない．診断や治療，さまざまな病院業務，医療情報の提供など，ほとんどすべての領域でコンピュータが活躍している．コンピュータの技術的な進歩を歴史的に見ていくと基本的な技術は医療と直接に関係しているわけではない．むしろ医療は技術を追いかけながらコンピュータを利用しているともいえる．しかし，コンピュータ技術の進歩が著しい現在では，コンピュータはコンピュータを利用する立場から，人の運動能力や理解力，感覚器を介した情報の認識など，人本来の機能に着目した特性評価とその応用が期待されている．その意味で，コンピュータのこれからの進歩には医学系の各分野からの支援が不可欠になってきたといえる．

1-1 医療におけるヒューマンインタフェース設計

　　医療の場でコンピュータを利用するのは必ずしも医師をはじめとした医療関係者だけではない．患者自身がコンピュータを利用して情報を得たり，個別の機器の操作を行うことも考えられる．単にコンピュータの操作を行うだけでなく，さまざまな形で患者自身の機能を補助する装置も考案されている．

　　このような医療における幅広いコンピュータの利用の場面では，従来の一般的な注意に加え，入力ミスや操作ミスなどが及ぼす影響に対する特別な配慮が要求される．医療に限らず，コンピュータを利用する現場では目的に応じた人とコンピュータとの間のコミュニケーション手段が必要である．特に，通常のインタフェースをそのまま使用することができないユーザに対しては，ユーザの機能に適合した入出力装置を用意することを考えなくてはならない．

1）医療におけるインタフェースデザインの注意点

　　コンピュータには，ユーザの能力に適合した操作性が要求される．しかし，医療の場では，ユーザが全員コンピュータの使用に関して特別な教育を受けているとは限らない．したがって，ユーザのエラーに対して柔軟な設計が必要である．このためには汎用性を犠牲にしても分かりやすさと信頼性を重視すべきである．作業に見合った適切な操作モデルを作成し，最低限の操作手順で全体の操作がで

きるルールを作ることが望ましい.

2) バリアフリーとユニバーサルデザイン

バリアフリーとは,障害の有無や年齢にかかわらず,誰もが利用しやすい製品・施設・サービスのことをいう.社会一般に対して要求されることではあるが,医療の場ではこの点に対する要求範囲が広い.医療関係の施設でも,建物だけでなくコンピュータを使ったさまざまなシステムに対する同様の配慮が不可欠である.

図1に示したような装置や方法,手段の設計をユニバーサルデザインという.身体的な特性や障害,更には年齢や能力にかかわりなく,すべての生活者に対して適合するデザインのことである.年齢による機能低下の例として視覚機能や運動特性の低下,認知(理解力,記憶力)特性の低下があるが,これに加えてコンピュータの入力装置(マウス,キーボードなど)に対する心理的な抵抗感なども問題となる.

ユニバーサルデザインには,

① 公平な利用
② 利用に際しての柔軟性
③ 単純で直感的な利用法
④ 分かりやすい情報の提示
⑤ 人の犯す誤りに対する寛大さ
⑥ 身体的負担をできるだけ小さくすること
⑦ 装置や機器への接近と利用のためのスペース

などの基本的な要素がある.この点で,バリアフリーとユニバーサルデザインとは密接なつながりをもっているといえる.

この考え方は医療において特に重要である.単にさまざまな問題を抱えた患者に対してだけでなく,医師や医療関係者にとっても,

① 学習が簡単で,すぐに作業が開始できる
② 覚えやすい操作によりいつでも使える
③ システムエラーが発生しにくく,容易に回復できる

a)

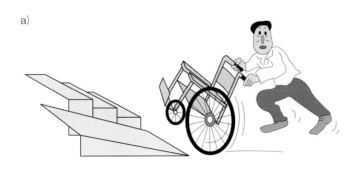

b)

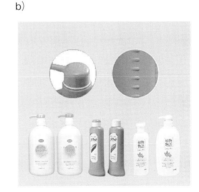

図1　バリアフリー(ユニバーサルデザイン)の例
a)階段の脇にスロープを設けて,車椅子などの通行を助ける.
b)シャンプーの容器本体にギザギザを付けて,手触りでリンスとの区別ができる.ポンプタイプには,頭の部分にも確認のためのギザギザが付いている.

といったことなどは共通の利点となる.

　このようなシステムの開発には，人の特性に十分な配慮をすることが欠かせないため，工学的な研究だけでなく医学分野からの貢献が不可欠となる.

3) コンピュータや医療機器における新しい入出力デバイスの出現

　キーボードやマウスは，操作のために使用者の体の一部を使ったインタフェースである．しかし，文字の入力やアイコンの選択などのような作業では問題はないものの，細かい作業を行うための入力装置としては不向きである．これらの問題を解決する手段として，ペンタブレットなど入力用のデバイスも格段に進歩している．更に，操作に際して，人のもつ感覚を付加させることでより使いやすい入力装置にすることができる．例えば，マウスのポインタの位置に連動して，ボタンを押す感覚や段差を感じさせたり，ディスプレイ上の視覚情報に合致した感覚を指やマウスにフィードバックする装置も開発されている.

　医療分野では，比較的早くからこのような研究が進められてきた．音声入力装置は医療用だけでなく，入力操作の負担を軽減する目的でかなり早くから研究が進み，ある程度実用的な装置も開発されている．また，使用者の筋運動が十分でない場合には，眼球運動を検出してその位置でカーソルを動かす方法，口から吐き出す息を感知して入力を助ける装置なども開発されている.

　更に，筋電図や脳波などを利用した入力装置も次々と研究され，単なる入力装置としてだけでなく，医療用のロボットなど機械に対する意思伝達手段として応用できるものとなることが予想される.

　情報の提示システムとしての表示装置に対してもさまざまな研究が行われている．視覚障害のあるユーザに対して指や手のひら上で配列したピンを上下させて点字や文字パターンを提示する装置もある（図2）．ピンの位置だけでなく，振動など，文字形状の提示とは異なる形態で情報を伝達する試みもある．また，音声合成などによって，文字情報を音に直して表現する方法は，さまざまな広報手段として視覚障害者のためだけでなく，社会一般で既に普及している.

4) 遠隔操作や仮想物体の操作支援

　医療の現場で特に注目されているのは遠隔操作の技術である．遠隔操作とは，

a) ブレイルセンスポラリスミニ日本語版
　 有限会社エクストラ提供

b) 点字が浮きあがるタブレット

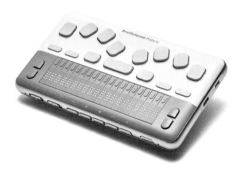
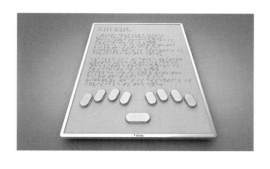

図2　視聴覚障害者用の点字入力・音声出力装置，点字ディスプレイの一例

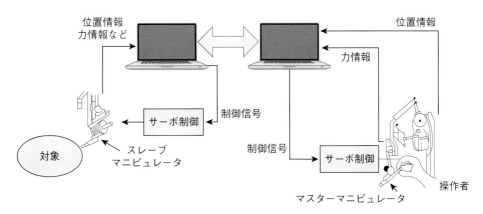

図3　力や触覚などの感覚情報のフィードバック機能をもつ遠隔操作

物理的に遠距離にある装置の操作のことをいうだけではない．例えば，内視鏡手術は既に一般的な手術手法となっている．かつては皮膚を大きく切開して術野を確保して行っていた手術を，小さな孔から体の中に器具を挿入して行う方法に変え，手術に際して患者の身体への負担を大きく軽減できるようになってきた．視覚情報についても，CCD（charge coupled device）などを利用した小さなカメラで術野を拡大表示できるなど，詳細な情報が得られるようになってきた．

　しかし一方で，対象物と医師の手先の間にさまざまな器械が介入するため，術者への触覚フィードバックが少なく，手術を難しくしている場合もある．一般に細かい作業を行う場合には，力覚のフィードバックが不可欠である．患部組織に対して手術器具が作用する力を始め，指先での圧力分布，器具の滑りや摩擦など，細かい操作では指先の感覚は重要になってくる（図3）．

　このような感覚に対する補助手段として，器具にセンサ機能を付加して操作者に力学的な情報を伝える方法も開発されている．触覚センサの情報により器具の動きを制限して仮想的な感覚を再現することが可能である．単に組織や臓器への接触の有無を細かな振動で伝える場合にも操作者には役立つ情報であろう．

　医療で特に進歩が著しい分野に画像診断がある．X線CT（computed tomography）やMRI（magnetic resonance imaging）装置は，コンピュータなしにはなし得なかった診断装置であるが，これを利用した治療技術も進んでいる．患者を固定した状態で撮影した断層像を使って3次元的なイメージを再構成し，治療すべき個所の位置を調べて目的の場所に正確な処置が行われている（図4）．つまり，実際には見えない対象を作成した立体像で表示して，それを見ながら直接の操作を行っていることになる．この操作に接触感覚を付加すれば，実際に手で触れて行う手術手技と同じ感覚を感じることも可能となるだろう．

　また，この技術はコンピュータによる通信手段を用いた遠隔操作にも応用できる．これらは近い将来，遠隔地での高度医療を実現する1つの手段になり得る可能性をもっている．

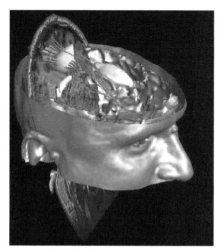

図4　2次元（2D）MRI画像から再構成した
3次元（3D）画像の一例

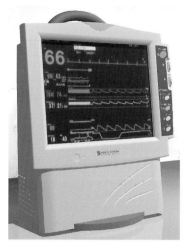

図5　さまざまな表示機能をもつ
医療機器のディスプレイ

1-2　医療機器とコンピュータ

　心電計や脳波計のような生体電気現象の測定では，かつては複雑なアナログ回路と表示装置，記録計をもった医療機器を使用していた．トランジスタ技術やIC（integrated circuit），LSI（large scale integration）の採用でその性能も飛躍的に向上したが，最近ではディジタル化が進み，アナログ技術による増幅回路やフィルタ回路なども過去のものとなってきている．これらの装置では生体信号は入力段階で速やかにA/D変換[注1]される．変換器の分解能も16ビット（bit）程度が標準であり，微小な電気信号を安定して計測できるようになった．増幅は単なる数値の掛け算となり，差動増幅器もそれぞれの電極から測定された値同士の引き算で求められるようになった．フィルタに関しては必要な周波数成分を検出するためのディジタルフィルタ技術が用いられ，遮断周波数に対応したアナログ回路でいう時定数は，もはや周波数帯域を示すための概念としてのみ存在することとなった．

　このような技術の変化は，医療計測で使用されるさまざまなセンサにも起きている．電気信号や光信号として得られた情報は速やかにディジタル変換され，測定装置で処理される．この結果，保存されたデータをさまざまな形式で表現することが容易になった．かつてはメータやスイッチが所狭しと並び，操作ミスなどの原因ともなっていたが，現在ではスマートなディスプレイに変化している（図5）．表現される内容も，波形だけでなくカラー表示や数字，そのほかの文字情報なども同時に画面に現れるので，情報の視認性が飛躍的に向上している．

　また，波形などの記録についても，従来の直記式記録計から画面でスクロールする画像に変わっているので，必要な部分を確認してその場所をコピーするように印刷することができる．このため，記録用紙の無駄な消費が防げるほか，同じデー

注1 A/D変換：アナログデータをコンピュータで扱いやすいディジタルデータに変換すること.

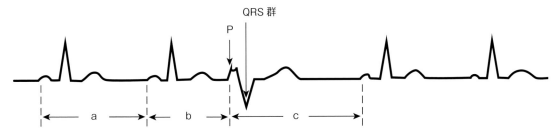

QRS 群

P

図6　心電図の自動解析例
心電図にP波の先行がない変形したQRS波の早期出現を確認し，心室性期外収縮と診断したもの．なお，心拍間隔b＋c＝2aの場合は代償性，b＋c＝aの場合は間入性と判断する．

タを何枚も印刷でき，時間軸の拡大や縮小が容易であるなど使いやすくなってきた．

　データの収集や表示，保存と管理だけでなく，コンピュータによる波形の解析技術も進歩した．例えば，心電図自動解析は既に1970年代に実用化されている．これは得られた心電図波形をパターン認識して，P波，QRS波，T波などの基本的な区分点を認識するもので，それぞれに対応する時間や波高値を求めて心電図の特徴を抽出する．また，抽出に際しては分析用に決められたパラメータを用意し，心電図波形に特徴的に現れる診断を導き出す（図6）．

　波形診断の理論には，基準に合致するか否かを繰り返して枝分かれ方式で結論を導いたり，あらかじめ準備した情報空間における確率関数を用いる方式などがある．自動診断はそのまま診断結果とはならず，必ず医師や専門家の確認（オーバーリード）が必要ではあるが，ホルタ心電計で記録された長時間データの中から異常データを拾い上げる場合には，高速処理が非常に魅力的である．また，読み取りでの見逃しやうっかりミスが防げるほか，判読技術によらず診断の統一化が図れるなど，臨床的な有用性は高い．

　コンピュータを介した通信手段は医療に大きな貢献をしている．例えば，ICU（intensive care unit）やCCU（coronary care unit）などで個別の機器をバラバラに使用するのではなく，患者1人ひとりのデータを集約的に管理することで，病態把握の機能は格段に増強される．

　現在はまだ十分ではないが，危機管理に使用される各種のアラーム機能の改善も期待される．個別の機器が独立した基準でアラーム処理を行っている現状では，病室やナースセンターでアラームの洪水が頻発する．このような現象は重大事項の見逃しなどによる医療事故の原因にもなるので，統合化された知識ベースに基づくアラーム管理が今後の課題となろう．この点でもコンピュータの機能は十分に発揮されるに違いない．

　その一方で，複数の医療機器を一体化して使用する場合には注意が必要となる．医療機器は安全性を担保するために，さまざまな規定が定められている．中でも電撃（感電）に対しては機器が正常に動作しているときの漏れ電流や測定電流の制

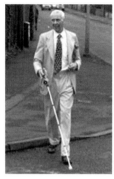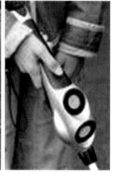

図7　超音波で障害物を検知する杖
障害物が確認されると，杖の手元が振動する．
左右の写真はそれぞれ異なった装置である．こ
れ以外にもメガネに装置を組み込んだものも
ある．

限値だけでなく，特定の条件下での故障（単一故障状態）を定義して，電流の制限
値を定めている．このため，規格に合った医療機器を使用した場合にはその使用
条件を守らなくてはならない．不用意にコンピュータなどほかの機器と接続する
と接続部分からの電流による想定外の漏れ電流が生じることもあり得る．そのため，
コンピュータとの接続を光や無線方式で行えば，電撃の危険を防止することがで
きるが，電気的に接続する場合にはアイソレーション（絶縁）を行い，接続部分か
らの意図しない電流の混入を防ぐことが必要である．

1-3　感覚機能と運動機能の補助

　コンピュータの解析機能は計測装置や個別機器の制御にとどまらず，これらを
統合的に利用するさまざまな新しい装置を生み出している．既に人と装置を仲介
するインタフェースについては「1-1　医療におけるヒューマンインタフェース設
計」でも述べたが，人体の失われた機能を代行する機器が数多く開発されている．
人工心臓や血液浄化装置，人工心肺装置，人工呼吸器などの人工臓器はすべてこ
れに属している．これらはそれぞれの装置としてコンピュータの能力を利用して
はいるものの，本質的には代行が必要な臓器の機能に応じた化学的，物理的，機
械的な作業が実行されなくてはならない．

　コンピュータ技術が直接必要となる生体機能の代行は，脳に関係するものである．
感覚の代行と身体運動機能の代行がこれに相当する．感覚代行装置は基本的にコ
ミュニケーション障害に対する補助になる．

　聴覚の代行は音を検出して脳に伝えるまでの障害を補助し，補聴器や骨伝導に
よる音響伝達装置，人工内耳などは既に実用化されている．しかし，これだけで
は代行できないことも少なくない．社会システムが健常人を中心にできあがって
いるため，情報伝達手段の多くは聴覚に依存している．家庭内でもブザーや電子
音によるさまざまな告知装置が働いている．例えば，電話，インターフォン，洗
濯の終了，料理の完成，冷蔵庫の開放注意などいくらでも例を挙げることができる．
これらは工夫次第で容易に視覚の機能を利用した装置と併用することができる．

　一方，視覚障害についても網膜の機能を代行する画像識別装置などが開発され，
研究段階ではあるが，脳内の視覚野に電気信号として視覚情報を直接入力する方
法も試みられている．より現実的な対応策としては，超音波を利用した障害物の

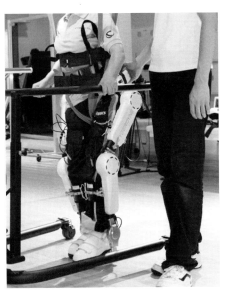

図8　HAL®自立支援用下肢タイプPro
（Prof. Sankai University of Tsukuba/
CYBERDYNE Inc.）
身体に装着して運動機能を補助・増幅・拡張する
ことができる．人の運動意思が，脳→神経→筋
肉へと伝達される際に生じる生体電位信号を皮
膚表面で読み取り，人とロボットが一体となっ
て人の動作を支援する．

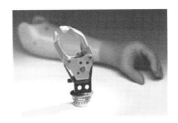

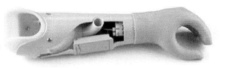

図9　Otto Bock HealthCare社（ドイツ）製の
筋電義手

認識（図7），文字の自動読み上げ，画像などを触覚により伝達する手段などが開発
されている．これらは障害をもつ人に有効なだけでなく，さまざまな感覚情報を
巧みに利用した情報伝達手段，新しいインタフェースとして多くの可能性をもつ.
　運動機能を補助・増幅・拡張する世界初の装着型サイボーグHAL®が開発され，実
用化されている（図8）．人の運動意思に対応した微弱な生体電位信号を検出し，装
着者と一体となって動作を支援する．運動機能障害を呈する患者へのリハビリ支援，
介護支援，自立支援など，今後の展開に熱い視線が注がれている．装置と体の物
理的，生理的なマッチングはもちろんであるが，人の意志を伝えるための入力手
段の確保と高い信頼性が機械に要求される．これには機能の残った筋や神経の電
気信号（筋電図など）が入力情報として利用できる（図9）．今後，ますます期待され
る分野であり，新しいアイデアとともにセンサ開発，コンピュータの小型・高速化，
アクチュエータ（モータなど）の小型・高パワー化，エネルギー源（電池など）など関
連した技術要素の更なる進歩が求められている．

1-4　　人工知能と医療

　　AI（artificial intelligence）は飛躍的な発展を続けていて，あらかじめプログラムされた結果を計算するだけでなく，適切な回答を導く手段を自己学習できる方法や，その手段を生かして人間の能力を越えた人工知能も開発されている．このような人工知能はわれわれの社会に大きな影響を及ぼすことは言うまでも無いが，音声認識，画像認識，自動操作技術などと相まって医療健康分野でもその活用が飛躍的に進むことは確実である．

　　生命科学はきわめて複雑な減少の組み合わせによって成り立っているので，情報工学の技術を取り入れることで医療分野においても診療現場での医療情報，画像診断，自動化だけでなく，ゲノム医療や創薬などの技術的な進歩に加えて総合的な医療経済を支える鍵になるだろう．とくに診断においては医師の個別の判断に加えて，患者の症状を分析して適切な判断を行うための膨大な情報をさまざまな論文などの自動分析などを解釈することが実現されれば，結果としての治療だけでなく，早期の診断や予防などへ繋がる成果が期待できる．

　　人工知能を有効に利用するためには膨大なデータの集積とその分析が重要となる．臨床の場で医師や医療関係者の経験は逐次報告されているが，これらの大量のデータ効率的に集約して学習し，臨床に有用な情報として提供できれば，医療に大きく貢献できるだろう．

2.　医療情報システムと情報ネットワーク

2-1　　医療情報システムの役割

1）医療情報システムとは

　　医療分野では現時点での診断や治療に関係する情報だけでなく，過去の病歴や関連する多くの患者情報を含めて，総合的に管理・運用することが必要である．

　　医療施設におけるコンピュータの導入は，病院システムの会計処理から始まった．省力化が主な目的であったが，その後，臨床データの管理にも使用され，病歴の管理，検査データの管理など幅広く使われるようになった．施設内で患者や関連情報がデータとして集められるようになると，これらを統合して利用するシステムが要求されるようになった．コンピュータはデータの収集，保存，処理，表示などの機能をもつが，病院や関連施設でのさまざまな医療に関するデータは，データベースとして一元的に管理・運用することができる．これを総称して病院情報システムという．病院の中だけでなく，より幅広く医療情報を利用できるようにした医療情報システムも医療にかかわるほとんどすべての分野で運用されるようになってきた．

　　このシステムにより，医療資源の総合的な活用が可能になり，省力化だけでなく，高度な医療サービスの提供にもつながっている．その意味でも医療そのものをシステム的に行うためには，医療情報システムの導入が不可欠であり，医療施設で基本的なインフラストラクチャーとして整備すべきものとなっている．

2) 医療情報システムの導入によって向上した機能

　　医療情報システムの導入によって，個々の患者情報は基本情報として一元管理される．病院に登録された患者には個人別に重複のない患者番号が与えられ，治療に必要な情報としてカルテ，検査データ，投薬履歴などすべてがデータベース上に保存される．これらのデータは医師がカルテに記載した情報として残るだけでなく，検査や投薬の指示を行う際のオーダリングシステムとして活用することもできる．このシステムにより情報の誤った伝達を回避できるだけでなく，患者や病院全体の無駄な時間の節約や正確な会計処理に有効である．

　　以下のように，システム導入によって向上がもたらされる機能は多方面に及ぶ．

① 診察機能
- ・電子カルテによる病歴データベースの構築と患者へのフィードバックが図れる．
- ・検査データや治療効果の多角的分析ができる．
- ・画像表示や検索機能の付加による医師の診療支援ができる．

② 患者サービス
- ・予約が容易になる．
- ・診療の正確性と迅速化が図れる．
- ・待ち時間の減少が期待できる．

③ 医療施設における管理機能
- ・医療事業の精度向上と効率化が図れる．
- ・経営・管理諸資料による医療機関の経営効率の向上が期待できる．
- ・人や物などの医療資源の活用効率が向上する．
- ・リスクマネージメント機能の向上が図れ，医療ミスや医療事故を防止する．

④ 医療活動一般
- ・情報ネットワークなどにより，情報交換と収集機能が拡大する．
- ・福祉関連施設などとの連携活動や在宅医療の支援などに利用できる．

2-2　医療情報システムの構成

1) 医療情報システムの全体像

　　狭い意味で使われる医療情報システムは，病院情報システム（HIS：Hospital Information System）とも呼ばれ，下記の3つが含まれる．

① 病院の効率的な運営に寄与する病院管理システム
② 患者の診断や治療にかかわる医事情報管理システム
③ 診療情報管理システム

　　病院管理システムは，病院管理に関連したいくつかのサブシステム（患者基本情報，病棟の管理，機材や物品の管理など）で構成され，データベースとして情報の共有化が図られている．また，医事情報管理システムには検査情報，薬剤管理，医療事務処理などが含まれ，診療情報管理システムとしては病歴やカルテの管理がデータベース化されている．図10に医療情報システムの概要を示す．

　　広義の医療情報システムは医療施設内だけでなく，幅広い医療情報を統括的に

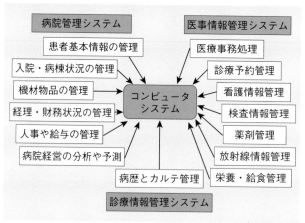

図10　医療情報システムの概要

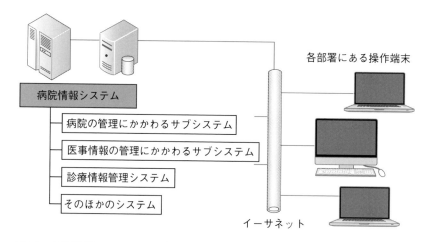

図11　病院情報システムとサブシステム

利用するためのシステムを含んでおり，主なものを以下に挙げる．
① 直接的に予防，診断，治療にかかわるシステム
　病院情報システム，診療所情報システム，総合健診システム，遠隔医療システム．
② 医療機関内部だけでなく，地域（都道府県，区や市）で活用されるシステム
　地域医療情報システム（救急医療情報，へき地・離島医療情報，医師会情報，疾病登録など）．
③ 医療に役立つさまざまなデータベースを活用するためのシステム
　医療情報サービスシステム（薬剤情報サービス，医学文献情報サービス，中毒情報サービス，臓器移植情報サービスなど）．
④ そのほかのシステム
　医療行政情報システム，健康教育情報システム．

2) 病院情報システムとそのサブシステム

　医療情報システムの最も代表的なものとして病院情報システムがある．医療の進歩と患者の増加による情報量の増大と複雑化に対応し，更に病院の機能分化で

情報発生場所の分散が進んだことや，情報伝達の流れが複雑化したことからその導入が進められてきた．実際に使用されるシステムの詳細は病院の規模や考え方によっても異なるが，一般的なシステムは以下のサブシステムで構成されている（図11）．

① 病院の管理・経営にかかわるサブシステム

病院管理システム，患者基本情報管理（患者受付登録）システム，入院・病棟状況管理システム，物品管理システム，物品搬送システム，人事・給与管理システム，経理・財務管理システム，病院経営分析・予測システム．

② 医事情報の管理にかかわるサブシステム

医事会計システム，患者予約システム，診断・治療支援システム，手術支援システム，患者監視システム，薬剤システム，臨床検査システム，給食・栄養管理システム，看護情報・支援システム．

③ 診療情報管理システム

電子カルテシステム，病歴管理システム．

④ その他のシステム

臨床研究システム，医学教育システムなど．

3) 電子カルテ

電子カルテとは，病院情報システムの主要な部分である診療録などの電子媒体による保存のことをいう．かつては電子媒体の信頼性が低いことから，紙による記録の保存が義務付けられていたが，1999年にカルテの電子保存が認められ，電子カルテとして利用されるようになった．

紙に記載していたかつてのカルテと比べると，電子カルテの導入によるメリットは極めて大きい．施設の規模にもよるが，紙媒体の長期管理はやっかいで相当広いスペースが必要になる．電子カルテではカルテ保管庫が不要となるので，保管スペースや設備の大幅な軽減が図れる．また，一般に事務職員などの作業であった患者のカルテを探し出す作業や，カルテの搬送，診察後に再度保存するなどの作業も相当な作業量となっていたが，これらも不要になる．

医師の立場で考えると，患者情報が容易に入手できるので，カルテを探したり

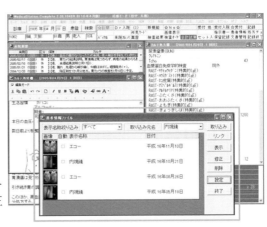

図12　電子カルテの表示例
患者情報と過去の検査結果や画像データなどが一元的に検索できるので，正確で効率のよい利用が可能である．

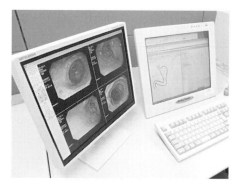

図13　電子カルテから画像を表示
画像情報なども利用して，分かりやすいイン
フォームドコンセントにも役立てることがで
きる．

その中から必要な情報を見付けたりする作業から解放される．また，検査結果や
画像データが一元管理できることや，過去のデータから必要な情報を速やかに検
索できることなどもメリットとして挙げられる(**図12**)．このような利点に加えて，
データベースとして院内の各部門で患者情報が共有できるので，検査や他科の診
療などが混在した場合でも，正確で速い情報伝達が可能になる．

　患者に対するサービス向上の面からみても，診療の予約とカルテが連動するので，
医師の作業効率が増し，結果として診療までの待ち時間が減少することが期待で
きる．また，診療終了と同時に，電子カルテから診療内容がレセプトコンピュー
タに転送されるので，処方箋の発行や会計計算が速やかに行われ，ここでの待ち
時間も短縮される．更に，検査結果や画像を表示することにより，適切なインフォー
ムドコンセントが実現できることや，カルテ開示を要求された場合には，正確で
読みやすいカルテが提供できるようになるなど利点が多い(**図13**)．

　一方，院内業務はカルテの電子化によって飛躍的に効率化した．電子カルテは
医事システム（レセコン）と連動しており，カルテのデータは直接転送される．こ
のため，紙のカルテを見ながらの会計入力作業は不要となり，労力軽減だけでなく，
誤入力の防止も図れることになる．電子カルテの導入により，診療情報はサーバ
で一元管理されることになるので，情報が格納されたサーバには万全のセキュリ
ティ対策が必要となる．その一方で，患者データなどに変更や訂正が必要となっ
た場合には，データベース上で修正すれば関連するすべての情報に反映されるため，
これまでの紙のカルテのように修正ミスやデータ間での不整合が起こらない．

　電子カルテには真正性，見読性，保存性の3つの基準が設定され，ほかの病院
情報システムと同様，説明責任，管理責任，結果責任が問われる．
① 真正性
　カルテには故意または過失による虚偽入力を行ったり，書き換え，消去及び混
同を防止することが要求されている．同時に作成の責任の所在を明確にすること
が必要である．

　電子カルテは必要に応じて診療，患者への説明，監査，訴訟などに際し，その
目的に応じて利用できなければならない．このため，電子カルテにID，パスワー
ド設定などを行い，特定の人しか操作できないようにする．更に，データベース

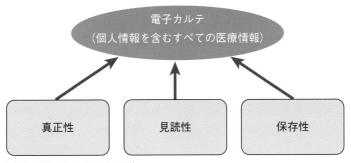

図14　電子カルテの3原則

に修正履歴(誰が,いつ,どのように修正したか)を記録することも必要である.

② 見読性

カルテに記載された情報の内容は,必要に応じていつでも容易に肉眼で見読可能な状態にしておくことが要求される.この操作にはカルテを紙のカルテのように時系列で参照できることや,カルテ中の文字や処方を検索すること,そして検索結果や過去のカルテを表示することも必要とされる.一方で,電子カルテを含む医療情報システムに対するアクセス権限を行うため,利用者管理の手順を明確にしなくてはならない.また,利用者の状況の変化に応じて登録から抹消までのアクセス権限の変更を速やかに行うことも大切である.

③ 保存性

法令で定める保存期間にわたって,真正性,見読性を保ち,復元可能な状態で保存することが要求されている.データ管理の信頼性を維持するためのバックアップなどがこれに含まれるが,これらのデータに対してもアクセス権限の設定や安全性確保を考慮しておくことが必要となる(図14).

4) 医療情報システムと医療画像情報

医療情報システムと医療画像情報では文字媒体のほかに,さまざまな種類の医療画像情報が使われる.主な画像情報は,以下のように分類できる.

① 放射線を利用する静止画像

X線(図15),DSA(digital subtraction angiography)(図16),X線CT(図17),RI(radioisotope),CR(computed radiography),SPECT(signal photon emission tomography),PET(positron emission tomography).

② 放射線を利用しない静止画像

超音波,MRI(図18),サーモグラフィ,内視鏡,眼底写真,病理検査.

③ 動画像

シネX線(シネ冠状動脈造影など),超高速(シネ)CT,シネMRI,超音波.

医療画像は臨床目的に適合した情報を拾い出しやすいように,描画に際して情報処理を施している.これには画像を鮮明にしたり,臓器の形態把握と必要な情報の計算(血管狭窄度の算出,左心室造影像からの駆出分画の計算)などがある.胸部X線画像では自動診断などの試みが始まっている.得られた2次元画像から解

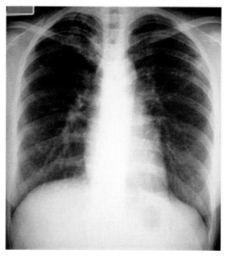

図15　胸部X線写真の例

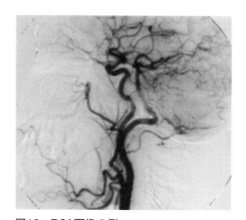

図16　DSA画像の例
造影剤を血管内に注入し，背景との差分か
ら血管像を描出．

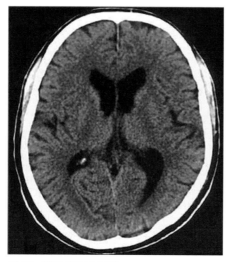

図17　X線CT画像の例
頭部断面のX線吸収度を輝度で表示．

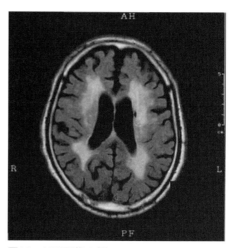

図18　MRI画像の例
頭部断面の水素原子の密度分布を輝度で表
示．

剖学的位置の認識のために3次元表示する方法も実用化されている．

　　PACS（picture archiving and communication system，画像管理システム）
とはX線CT，CR，MRIなどのディジタル画像を一元的に管理して，必要なときに
検索し表示ができるようにしたシステムである．PACSは画像読み取り装置，画像
データベース管理用コンピュータ，画像の蓄積と検索のための磁気ディスク，画
像を長期に蓄積・保存する光学ディスク，必要な画像の検索・表示を行うワークス
テーションや画像表示端末装置から構成され，これらは施設内でLAN（local area
network）などで結ばれている．

　　DICOM（digital imaging and communications in medicine）は画像システム

で利用されるさまざまな機器で利用できる通信の方式と保存方法などを標準化したもので，画像システムの標準的な規格となっている．撮影直後ではRAWフォーマットを用いる場合が多く，DICOMサーバなどへ長期保存されるが，配信用にはJPEGなどで圧縮したファイル形式がよく用いられる．DICOM の通信規格はインターネットのプロトコルであるTCP/IPがよく使われている．

　RIS（radiology information system，放射線科情報システム）は，主に放射線機器を用いた検査と治療について情報管理を行うシステムである．

2-3　医療情報の取り扱い

1）セキュリティ

　インターネットが普及すると，情報へのアクセスが容易になり，電子媒体に保存できるファイルは簡単に交換ができるようになった．便利な反面，医療情報が部外者にさらされると，個人情報の漏洩など深刻な問題が発生するため，現在のネットワーク社会では情報セキュリティの確立が必須の条件となっている．

　医療機関で取り扱われる情報は，主として患者情報を中心とした個人情報，医療情報である．これらの情報の流出を防ぐためにはネットワーク構築に際して，情報の取り扱い時に起こるリスクの把握と，情報に接触するすべての関係者がそのリスクを認識していなければならない．同時にネットワーク管理者はリスクを回避するためのセキュリティ対策を用意しなくてはならない．ネットワークに参加する条件としてIDとパスワードは必須であり，病院関係者以外のネットワークアクセスを遮断しておく必要がある．また，システム設計として，病院内の各部屋の情報コンセントにはIEEE 802.1X，MAC認証などに対応している機器のみを

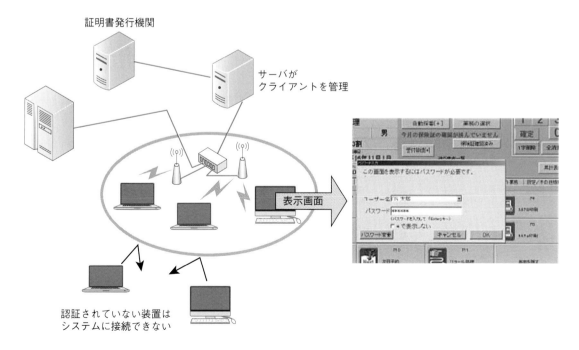

図19　IEEE 802.1X機能によって制限された情報システム

標準機器として接続しておく．また，IEEE 802.1X機能を使ってターミナルコンピュータ（パーソナルコンピュータ）からIDとパスワードを入力して，サーバに認証させた装置だけが情報システムに接続できるようにしておく（図19）．

2）個人情報

　　データをシステムとして一元化して利用するというのは，極めて効率的であり有用性が高い．しかし，それと同時に医療情報システムには扱う情報の多くに個人情報を含んでいるので，その利用と管理には十分な注意が必要である．個人情報を取り扱う場合の基本的なルールとして，法的にも以下のような厳格な取り扱いが規定されている．

① 保有の制限

　　利用目的を明確にしなければならない．また，必要な範囲を超えて個人情報を保有してはいけない．

② 利用目的の明示

　　個人情報を取得する必要性と利用目的を明示しなければならない．

③ 利用，供給の制限

　　利用目的以外に個人情報を利用，提供してはならない．

④ 正確性の確保

　　利用条件内で保有している個人情報が，過去または現在の事実と合致するように努めなければならない．

⑤ 安全確保

　　個人情報の漏洩防止に必要な措置を講じなければならない．

⑥ 従事者の義務

　　業務に関して知り得た個人情報を，他人に知らせたり目的外に利用してはならない．

　　保存性を脅かす要因は，不適切な保管・取り扱いを受けることによる診療情報及び，その真正性，見読性を確保するための情報の減失，破壊などである．診療情報発生時点でのファイルへの書き込みと同時に外部記憶装置，サーバディスクなどへのバックアップも重要であり，万一のシステム障害でも診療情報が失われてはならない．

2-4　医療情報の研究への利用と倫理規範

　　医療情報システムにはさまざまな患者情報が大量に保存されている．これは個々の患者にとっても貴重な診断，治療の記録であるが，一方で医療を提供する側からみても大切な情報である．例えば，データベースから疾患名と治療経過の情報を拾い出して，どのような疾患に対してどの薬が有効であったのかなど，研究目的でもさまざまな利用価値がある．データベースがしっかりと構築されていれば，多方面からのアプローチが可能となり，個別の患者のデータだけでは決して得られない包括的な情報を検出することができる．

　　しかし，このような患者データの利用に際しては倫理的な制約があることを忘れてはならない．

　患者の立場で考えれば，臨床における医療関係者は患者に対して疾病の予防，診断，治療を行うことがその主たる役割であるといえる．その一方で，臨床研究の場では，これらの目的をより効果的に果たすために，医療手段の改善，疾病の原因や病態の理解，患者の生活の質の向上などに向けた研究が不可欠である．しかし，このような目的を達成するに当たっては，患者やその家族に対する尊厳と人権に対する高い倫理意識が大切である．これを欠いた研究は結果として社会の理解を得ることができず，医療の進歩に貢献できないということになる．

　厚生労働省の指針では，通常の医療行為を超えた研究に対して，遵守すべきさまざまな項目が規定されている．この観点から医療機関や研究施設では研究上の倫理委員会が組織され，研究に際しての倫理的な規範が守られていることを確認できるようになっている．

参考文献─さらに詳しく知りたい読者のために

◆ 第1章　コンピュータとは何か

1）M.キャンベル・ケリー，W.アスプレイ（著），山本菊男（訳）：コンピュータ200年史─情報マシーン開発物語─（第4版），海文堂出版，2006
2）能澤 徹（著）：コンピュータの発明─エンジニアリングの軌跡─，テクノレヴュー社，2003

◆ 第2章　コンピュータの基礎

1）矢沢 久雄（著）：独習 情報処理技術 入門編，翔泳社，2010

◆ 第3章　コンピュータと情報

1）日本医療情報学会医療情報技師育成部会（編）：医療情報 情報処理技術編（第6版），篠原出版新社，2019

◆ 第4章　通信とネットワーク

1）塩原秀行，浜崎千秋，柳沢 治（著）：現場で役立つネットワークの基礎知識，ソフトバンク クリエイティブ，2002
2）井上直也，村山公保，竹下隆史，荒井透，苅田幸雄（著）：マスタリングTCP/IP入門編 第6版，オーム社，2019
3）Douglas R. Stinson（著），櫻井幸一（監訳）：暗号理論の基礎，共立出版，1996
4）結城 浩（著）：新版 暗号技術入門─秘密の国のアリス─，ソフトバンククリエイティブ，2008
5）一般社団法人 日本ネットワークインフォメーションセンター（JPNIC）
https://www.nic.ad.jp
6）独立行政法人 情報処理推進機構（IPA）
https://www.ipa.go.jp

◆ 第5章　医療とコンピュータ

1）厚生労働省医政局研究開発振興課医療機器・情報室：「標準的電子カルテ推進委員会」最終報告について，平成17年5月17日
2）厚生労働省「医療情報システムの安全管理に関するガイドライン」第5版，平成29年5月

索 引

わ

著者紹介

嶋津 秀昭（SHIMAZU, Hideaki）

【現職】
北陸大学医療保健学部生理・生体・情報工学研究室教授
【専門】
生体工学，生体計測，医用物性工学，医用機械工学
【略歴】
1974年に早稲田大学理工学部機械工学科卒業後，東京医科歯科大学医用器材研究所，北海道大学応用電気研究所を経て，1982年に杏林大学医学部第2生理学教室へ赴任．講師，助教授を経て，1993年より杏林大学保健学部教授，2017年同特任教授，2018年杏林大学名誉教授，同年より北陸大学医療保健学部教授．医学博士．
生体計測，医用安全，呼吸・循環生理学を中心に教育活動を行うとともに，医用計測法及びシステム開発，生体物性，感覚情報の定量計測及び分析法に関する研究を行っている．

田中 薫（TANAKA, Kaoru）

【現職】
杏林大学保健学部准教授
【専門】
情報工学，計算科学(計算化学，バーチャルリアリティ)
【略歴】
1986年に杏林大学保健学部臨床検査技術学科卒業後，同大学大学院保健学研究科博士前期課程を1988年に修了．1988年より日本工学院専門学校臨床工学科で臨床工学技士の教育に従事するとともに，科学技術庁金属材料技術研究所(現，物質・材料研究機構)にて半導体機能材料および計測システムの研究に携わる．1992年に杏林大学保健学部助手，講師を経て，2007年より現職．博士(保健学)．
医用電子工学，情報科学などを担当．バーチャルリアリティ技術を応用した計測システムの研究や，パッケージソフトウエアのシステム設計を行うとともに，スーパーコンピュータを用いた量子化学計算による分子構造に関する研究を行っている．

渡辺 篤志（WATANABE, Atsushi）

【現職】
杏林大学保健学部臨床工学科講師
【専門】
情報科学，生体計測工学
【略歴】
1995年に杏林大学保健学部臨床検査技術学科卒業後，同大学大学院保健学研究科博士前期課程を1997年に修了．1997年より関東医学研究所で臨床検査技師として従事するとともに，杏林大学保健学部研究生として生体計測システムの開発に携わる．1999年より東武医学技術専門学校へ赴任，臨床検査技師教育に従事する．2002年に杏林大学保健学部へ赴任．現在，臨床工学科の講師として医用計測工学などを担当．研究内容は生体計測システムの開発，特に情報通信を利用した無拘束生体計測装置の開発や各種計測装置に対する検査用システムの開発を行っている．

■監修　　　　■執筆担当
嶋津秀昭　　　第1章：嶋津秀昭　　第4章：田中　薫
　　　　　　　第2章：渡辺篤志　　第5章：嶋津秀昭
　　　　　　　第3章：渡辺篤志

臨床工学ライブラリーシリーズ⑦
医療系スタッフのための情報システム入門 改訂第2版
コンピュータで何ができるか

2009 年 12 月 21 日	第 1 版第 1 刷発行
2017 年 2 月 22 日	第 1 版第 4 刷発行
2020 年 10 月 20 日	改訂第 2 版第 1 刷発行

監修　　　　嶋津秀昭
　　　　　　しまづ ひであき

発行人　　　影山博之
編集人　　　小袋朋子

発行所　　　株式会社 学研メディカル秀潤社
　　　　　　〒141-8414 東京都品川区西五反田 2-11-8
発売元　　　株式会社 学研プラス
　　　　　　〒141-8415 東京都品川区西五反田 2-11-8
印刷・製本　株式会社 凸版印刷

この本に関する各種お問い合わせ先
【電話の場合】●編集内容については Tel 03-6431-1211（編集部）
　　　　　　　●在庫については Tel 03-6431-1234（営業部）
　　　　　　　●不良品（落丁，乱丁）については Tel 0570-000577
　　　　　　　　学研業務センター
　　　　　　　　〒354-0045　埼玉県入間郡三芳町上富 279-1
　　　　　　　●上記以外のお問い合わせは学研グループ総合案内 0570-056-710（ナビダイヤル）
【文書の場合】●〒141-8418　東京都品川区西五反田 2-11-8
　　　　　　　　学研お客様センター
　　　　　　　『臨床工学ライブラリーシリーズ⑦ 医療系スタッフのための情報システム入門 改訂第 2 版 コンピュータで何がで
　　　　　　　きるか』係までお願いいたします.

©Hideaki. Shimazu 2020 Printed in Japan.

●ショメイ：リンショウコウガクライブラリーシリーズ⑦ イリョウケイスタッフノタメノジョウホウシステムニュウモン カイテイダイニ
ハン コンピュータデナニガデキルカ

本書の無断転載，複製，頒布，公衆送信，翻訳，翻案等を禁じます.
本書に掲載する著作物の複製権・翻訳権・上映権・譲渡権・公衆送信権（送信可能化権を含む）は株式会社 学研メディカル秀潤社が管理
します.
本書を代行業者等の第三者に依頼してスキャンやデジタル化することは，たとえ個人や家庭内の利用であっても，著作権法上，認められ
ておりません.

学研メディカル秀潤社の書籍・雑誌についての新刊情報・詳細情報は，下記をご覧ください.
　https://gakken-mesh.jp/

JCOPY〈出版者著作権管理機構委託出版物〉
本書の無断複写は著作権法上での例外を除き禁じられています. 複写される場合は，そのつど事前に，出版者著作権管理機構（電話
03-5244-5088，FAX 03-5244-5089，e-mail :info@jcopy.or.jp）の許諾を得てください.

装幀・本文デザイン｜花本浩一（株式会社 麒麟三隻館）　　DTP｜有限会社ブルーインク